《中药学》
快速认药彩色图谱

王满恩　王丕明　卫苗苗　编著

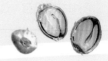

U0288500

化学工业出版社

·北京·

内容简介

本书载药 516 种，按全国统编本科教材《中药学》目录顺序排列。各药配以饮片彩图及简明文字叙述，内容包括来源、鉴别要点、药性效用、用法用量等学生必须掌握的重点内容。本书所载中药彩图品种鉴定准确、图形清晰、色泽真实、利于辨认，对药材局部适当进行了放大，并附标尺。鉴别要点简单明了，令读者一目了然，达到快速掌握识别中药饮片的目的。本书可供中医、中药专业学生参考，辅助教学，帮助学生更好地识别记忆中药饮片。

图书在版编目（CIP）数据

《中药学》快速认药彩色图谱/王满恩，王丕明，卫苗苗编著. —北京：化学工业出版社，2022.6
ISBN 978-7-122-35667-3

Ⅰ.①中… Ⅱ.①王…②王…③卫… Ⅲ.①中药学－图谱 Ⅳ.①R28-64

中国版本图书馆CIP数据核字（2022）第051647号

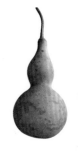

责任编辑：李少华　　　　　　　　　装帧设计：关　飞
责任校对：杜杏然

出版发行：化学工业出版社
　　　　　（北京市东城区青年湖南街13号　邮政编码100011）
印　　装：中煤（北京）印务有限公司
787mm×1092mm　1/32　印张9　字数220千字
2023年5月北京第1版第1次印刷

购书咨询：010-64518888　　　售后服务：010-64518899
网　　址：http://www.cip.com.cn
凡购买本书，如有缺损质量问题，本社销售中心负责调换。

编写说明

　　本书从《中药学》（全国统编本科教材）里选取 516 味常用药，按功效分类排列。每药图文对照，以图为主。多数品种是一药一图，有少数品种为了体现商品规格或鉴别要点，一药二图或三图。

　　实物样品取自药房、药店或中药标本室，经专家鉴定，均符合法定中药材标准。拍摄时注意展示各药最具鉴别意义的性状特征，并附有比例尺，以便读者"按图索骥"，快速掌握认药技术。

　　文字部分包括"来源""鉴别要点""效用""用法"四项。考虑到本书系入门读物，编者尽量以简明语言概括中药鉴别的最主要特征，使未学过中药鉴定学的读者也能轻松快速识别中药饮片。

　　本书是初学中药者认药的入门读物，对中医专业学生学习《中药学》更有帮助。本书为长期从事中药学教学的资深教帅和刚步入工作岗位的年轻教师通力合作的结晶，编写中注意结合"教"的经验和"学"的体会，希望能为《中药学》学习者提供一份实用的辅助资料。

编著者

2022 年 11 月

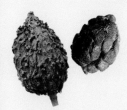

目录

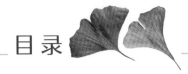

五、化湿药 / 081

六、利水渗湿药 / 086

七、温里药 / 103

八、理气药 /111

九、消食药 /126

十、驱虫药 /130

十三、化痰止咳平喘药 /164

十四、安神药 /190

二十、攻毒杀虫止痒药 / 257

二十一、拔毒化腐生肌药 / 263

索引 / 266

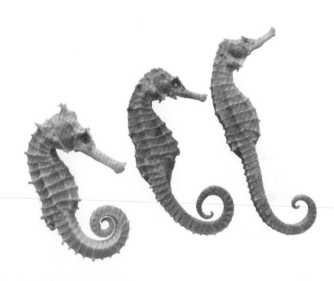

一、解表药

（一）发散风寒药

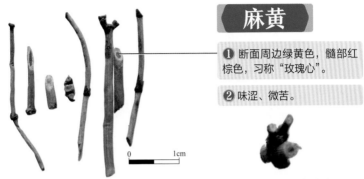

麻黄

❶ 断面周边绿黄色，髓部红棕色，习称"玫瑰心"。

❷ 味涩、微苦。

【来源】麻黄科植物草麻黄、中麻黄或木贼麻黄的干燥草质茎。

【效用】辛、微苦，温。归肺、膀胱经。发汗散寒，宣肺平喘，利水消肿，散寒通滞。用于风寒感冒；胸闷喘咳；风水浮肿；风寒痹证，阴疽，痰核。

【用法】煎服，2～10g。

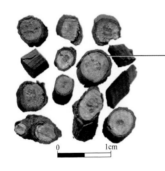

桂枝

❶ 断面皮部红棕色，木部黄白色至浅黄棕色，髓部（中心）橙色，略呈方形。

❷ 有特异香气。

❸ 外皮味甜、微辛。

【来源】樟科植物肉桂的干燥嫩枝。

【效用】辛、甘，温。归心、肺、膀胱经。发汗解肌，温通经脉，助阳化气，平冲降逆。用于风寒感冒；脘腹冷痛、经闭痛经、关节痹痛等寒凝血滞诸痛证；痰饮，水肿；心悸，奔豚。

【用法】煎服，3～10g。

紫苏叶

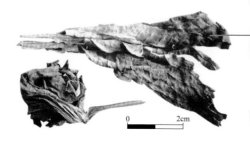

❶ 叶片两面紫色或上表面绿色，下表面紫色。

❷ 搓碎嗅之有特殊的清香气。

0   2cm

【来源】唇形科植物紫苏的干燥叶（或带嫩枝）。

【效用】辛，温。归肺、脾经。解表散寒，行气和胃。用于风寒感冒，咳嗽呕恶；脾胃气滞，妊娠呕吐；鱼蟹中毒。

【用法】煎服，5～10g。不宜久煎。

紫苏梗

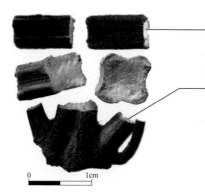

❶ 呈方柱形，表面紫棕色或暗紫色，四面有纵沟及细纵纹。

❷ 节部稍膨大，有对生的枝痕和叶痕。

❸ 气微香，味淡。

0   1cm

【来源】为唇形科植物紫苏的干燥茎。

【效用】辛，温。归肺、脾经。行气宽中，止痛，安胎。用于胸膈痞闷，胃脘疼痛，嗳气呕吐，胎动不安。

【用法】煎服，5～10g。

生姜

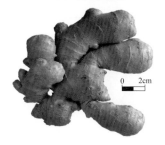

【来源】姜科植物姜的新鲜根茎。

【效用】辛，微温。归肺、脾、胃经。解表散寒，温中止呕，化痰止咳，解鱼蟹毒。用于风寒感冒；脾胃寒证；胃寒呕吐；寒痰咳嗽；鱼蟹中毒。

【用法】煎服，3～10g。

香薷

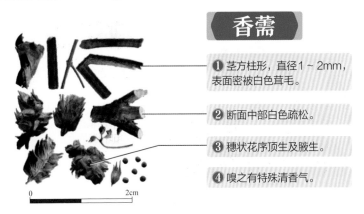

❶ 茎方柱形，直径1～2mm，表面密被白色茸毛。

❷ 断面中部白色疏松。

❸ 穗状花序顶生及腋生。

❹ 嗅之有特殊清香气。

【来源】唇形科植物石香薷或江香薷的干燥地上部分。

【效用】辛，微温。归肺、脾、胃经。发汗解表，化湿和中，利水消肿。用于外感风寒，内伤暑湿，恶寒发热，头痛无汗，腹痛吐泻；水肿，小便不利，脚气浮肿。

【用法】煎服，3～10g。

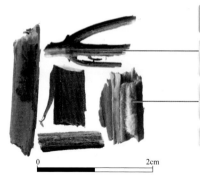

荆芥

❶ 茎呈方柱形,细枝表面被短柔毛。

❷ 饮片多纵裂,断面中央白色,疏松。

❸ 嗅之有薄荷样辛凉香气。

【来源】唇形科植物荆芥的干燥地上部分。

【效用】辛,微温。归肺、肝经。解表散风,透疹,消疮。用于感冒,头痛;麻疹不透,风疹瘙痒;疮疡初起。

【用法】煎服,5～10g,不宜久煎。

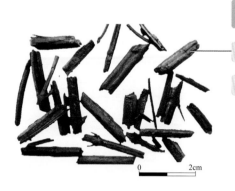

荆芥炭

❶ 表面黑褐色,内部焦黄色。

❷ 气微辛香,味苦涩。

【来源】荆芥的炮制加工品。

【效用】辛、涩,微温。归肺、肝经。收敛止血。用于便血、崩漏、产后血晕。

【用法】煎服,5～10g。

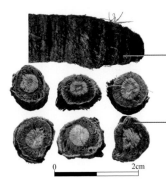

防风

❶ 根头部外表面有密集环纹（习称"蚯蚓头"），有的环纹上着生棕褐色毛须。

❷ 断面皮部浅棕色，木部浅黄色。

0　　　　　2cm

【来源】伞形科植物防风的干燥根。

【效用】辛、甘，微温。归膀胱、肝、脾经。祛风解表，胜湿止痛，止痉。用于感冒，头痛；风湿痹痛；风疹瘙痒；破伤风。

【用法】煎服，5～10g。

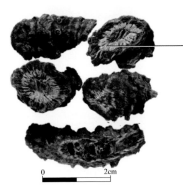

羌活

❶ 断面有多数裂隙，皮部黄棕色至暗棕色，有棕色油点，木部黄白色，射线明显，髓部黄色。

❷ 气香，味苦辛。

0　　　　　2cm

【来源】伞形科植物羌活或宽叶羌活的干燥根茎及根。

【效用】辛、苦，温。归膀胱、肾经。解表散寒，祛风除湿，止痛。用于风寒感冒，头痛项强；风湿痹痛，肩背酸痛。

【用法】煎服，3～10g。

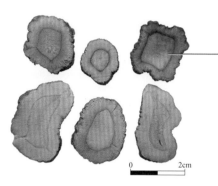

白芷

❶ 断面白色或灰白色，质坚实，粉性，有一棕色环纹，近圆形或近方形，皮部（环纹外侧）散有多数棕色油点。

❷ 气浓香。

【来源】伞形科植物白芷或杭白芷的干燥根。

【效用】辛，温。归肺、胃、大肠经。解表散寒，祛风止痛，宣通鼻窍，燥湿止带，消肿排脓。用于风寒感冒；头痛，眉棱骨痛，牙痛，风湿痹痛；鼻衄，鼻渊，鼻塞流涕；带下；疮疡肿痛。

【用法】煎服，3～10g。

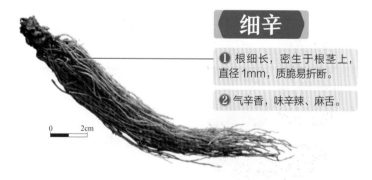

细辛

❶ 根细长，密生于根茎上，直径1mm，质脆易折断。

❷ 气辛香，味辛辣、麻舌。

【来源】马兜铃科植物北细辛、汉城细辛或华细辛的干燥根和根茎。

【效用】辛，温。归心、肺、肾经。解表散寒，祛风止痛，通窍，温肺化饮。用于风寒感冒；头痛，牙痛，风湿痹痛；鼻衄，鼻渊，鼻塞流涕；寒痰停饮，气逆咳喘。

【用法】煎服，1～3g；散剂每次服0.5～1g。

藁本

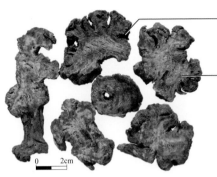

❶ 外皮棕褐色或暗棕色，粗糙，有皱纹及点状突起的须根痕。

❷ 断面黄色或黄白色，纤维状。

❸ 嗅之气浓香（似芹菜），味辛、苦、微麻。

0   2cm

【来源】伞形科植物藁本或辽藁本的干燥根茎和根。

【效用】辛，温。归膀胱经。祛风散寒，除湿止痛。用于风寒感冒，巅顶疼痛；风湿痹痛。

【用法】煎服，3～10g。

苍耳子

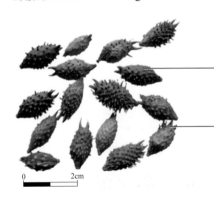

❶ 呈纺锤形或卵圆形，长1～1.5cm，直径4～7mm。

❷ 表面全体有钩刺，顶端有2枚较粗的刺，分离或相连。

0   2cm

【来源】菊科植物苍耳的干燥成熟带总苞的果实。

【效用】辛、苦，温；有毒。归肺经。散风寒，通鼻窍，祛风湿，止痛。用于风寒感冒，头痛鼻塞；鼻渊，鼻鼽，鼻塞流涕；风疹瘙痒；湿痹拘挛。

【用法】煎服，3～10g。

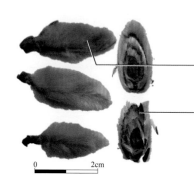

辛夷

❶ 形似毛笔头，外表面密被灰白色或灰绿色茸毛。

❷ 剥去被毛的外层苞片嗅之，有浓重的芳香气。

0　　2cm

【来源】木兰科植物望春花、玉兰或武当玉兰的干燥花蕾。

【效用】辛，温。归肺、胃经。散风寒，通鼻窍。用于风寒感冒，头痛鼻塞；鼻渊，鼻鼽，鼻塞流涕。

【用法】煎服，3～10g，本品有毛，刺激咽喉，内服时宜包煎。外用适量。

葱白

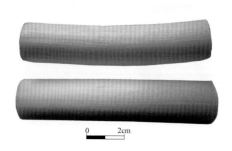

0　　2cm

【来源】百合科植物葱近根部的鳞茎。

【效用】辛，温。归肺、胃经。发汗解表，散寒通阳。用于风寒感冒；阴盛格阳。

【用法】煎服，3～10g。

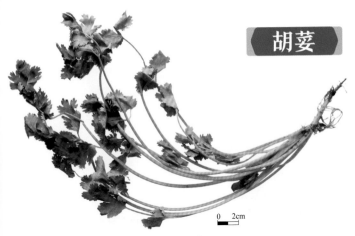

胡荽

【来源】伞形科植物芫荽的全草。

【效用】辛，温。归肺、胃经。发表透疹，开胃消食。用于麻疹不透，饮食不消，纳食不佳。

【用法】煎服，3～6g。

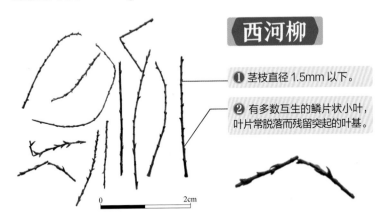

西河柳

❶ 茎枝直径 1.5mm 以下。

❷ 有多数互生的鳞片状小叶，叶片常脱落而残留突起的叶基。

【来源】柽柳科植物柽柳的干燥细嫩枝叶。

【效用】甘，辛，平。归肺、胃、心经。发表透疹，祛风除湿。用于麻疹不透，风疹瘙痒，风湿痹痛。

【用法】煎服，3～6g。外用适量，煎汤擦洗。

（二）发散风热药

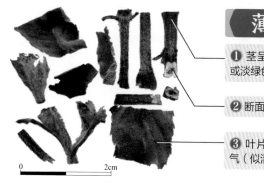

薄荷

❶ 茎呈方柱形，表面紫棕色或淡绿色。

❷ 断面白色，髓部中空。

❸ 叶片揉搓后有特殊清凉香气（似清凉油）。

【来源】唇形科植物薄荷的干燥地上部分。

【效用】辛，凉。归肺、肝经。疏散风热，清利头目，利咽，透疹，疏肝行气。用于风热感冒，温病初起；风热上攻，头痛眩晕，目赤多泪，喉痹，咽喉肿痛，口舌生疮；麻疹不透，风疹瘙痒；肝郁气滞，胸胁胀闷。

【用法】煎服 3 ～ 6g；宜后下。

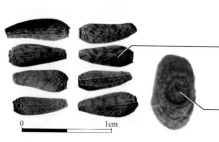

牛蒡子

❶ 表面灰褐色，带紫黑色斑点，有数条纵棱，通常中间 1 ～ 2 条较明显。

❷ 粗端钝圆，顶面有圆环，中间具点状花柱残迹。

【来源】菊科植物牛蒡的干燥成熟果实。

【效用】辛、苦，寒。归肺、胃经。疏散风热，宣肺祛痰，利咽透疹，解毒消肿。用于风热感冒，温病初起，咳嗽痰多；麻疹不透，风疹瘙痒；痈肿疮毒，丹毒，痄腮，咽喉肿痛。

【用法】煎服，6 ～ 12g。

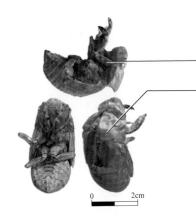

蝉蜕

❶ 呈昆虫形而弯曲。

❷ 表面黄棕色，半透明，有光泽。背面呈十字形裂开，裂口向内卷曲。

❸ 体轻，中空，易碎。

0   2cm

【来源】蝉科昆虫黑蚱若虫羽化时脱落的皮壳。

【效用】甘，寒。归肺、肝经。疏散风热，利咽开音，透疹，明目退翳，息风止痉。用于风热感冒，温病初起，咽痛音哑；麻疹不透，风疹瘙痒；目赤翳障；惊风抽搐，破伤风。

【用法】煎服，3～6g。

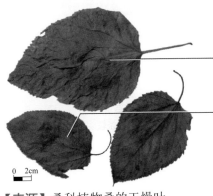

桑叶

❶ 叶片上表面黄绿色或浅黄棕色，有的有小疣状突起。

❷ 下表面颜色稍浅，叶脉突出，小脉网状，脉上被疏毛。

❸ 质脆易碎。

0 2cm

【来源】桑科植物桑的干燥叶。

【效用】甘、苦，寒。归肺、肝经。疏散风热，清肺润燥，平抑肝阳，清肝明目。用于风热感冒，温病初起；肺热咳嗽，燥热咳嗽；肝阳上亢，头痛眩晕；目赤肿痛，目暗昏花。

【用法】煎服，5～10g。

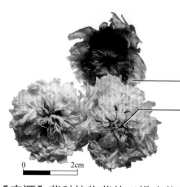

菊花

❶ 完整花朵直径 1.5 ～ 3cm。

❷ 外围类白色舌状花数层。

❸ 中央有黄色管状花多数，为舌状花所隐藏。

❹ 气清香，味甘、微苦。

0   2cm

【来源】菊科植物菊的干燥头状花序。

【效用】甘、苦，微寒。归肺、肝经。疏散风热，平抑肝阳，清肝明目，清热解毒。用于风热感冒，温病初起；肝阳上亢，头痛眩晕；目赤肿痛，眼目昏花；疮痈肿毒。

【用法】煎服，5 ～ 10g。

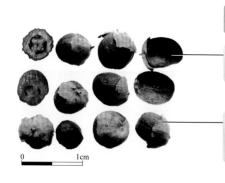

蔓荆子

❶ 表面灰黑色或黑褐色，有纵向浅沟 4 条。

❷ 基部有灰白色宿萼，密被茸毛；萼长为果实的 1/3 ～ 2/3。

0   1cm

【来源】马鞭草科植物单叶蔓荆或蔓荆的干燥成熟果实。

【效用】辛、苦，微寒。归膀胱、肝、胃经。疏散风热，清利头目。用于风热感冒头痛；目赤多泪，目暗不明，齿龈肿痛；头晕目眩。

【用法】煎服，5 ～ 10g。

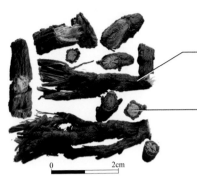

柴胡

❶ 外皮浅棕色、黑褐色或红棕色，具纵皱纹、支根痕及皮孔。

❷ 断面皮部浅棕色，木部黄白色。

❸ 气微香，味微苦。

0   2cm

【来源】伞形科植物柴胡或狭叶柴胡的干燥根。

【效用】辛、苦，微寒。归肝、胆、肺经。疏散退热，疏肝解郁，升举阳气。用于感冒发热，寒热往来；肝郁气滞，胸胁胀痛，月经不调；气虚下陷，胃下垂，肾下垂，子宫脱垂，久泻脱肛。

【用法】煎服，3～10g。

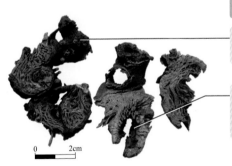

升麻

❶ 外皮黑褐色或棕褐色，有坚硬的细须根残留。

❷ 断面外层黄白色或带绿色，有黑色网纹或裂隙，中央黑色常空洞。

0   2cm

【来源】毛茛科植物大三叶升麻、兴安升麻或升麻的干燥根茎。

【效用】辛、微甘，微寒。归肺、脾、胃、大肠经。发表透疹，清热解毒，升举阳气。用于风热感冒，发热头痛；麻疹不透；齿痛，口疮，咽喉肿痛，阳毒发斑；气虚下陷，胃下垂，久泻脱肛，子宫脱垂，肾下垂，崩漏下血。

【用法】煎服，3～10g。

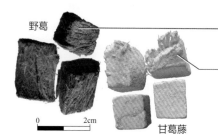

葛根

野葛

❶ 野葛切面浅棕色或黄白色，纹理不明显，质韧，纤维性强。

❷ 甘葛藤纤维性较弱，富粉性。

❸ 味微甜。

0　　　2cm

甘葛藤

【来源】豆科植物野葛或甘葛藤的干燥根。

【效用】甘、辛，凉。归脾、胃、肺经。解肌退热，生津止渴，透疹，升阳止泻，通经活络，解酒毒。用于外感发热头痛，项背强痛；热病口渴，消渴；麻疹不透；热泻热痢，脾虚泄泻；中风偏瘫，胸痹心痛，眩晕头痛；酒毒伤中。

【用法】煎服，10 ～ 15g。

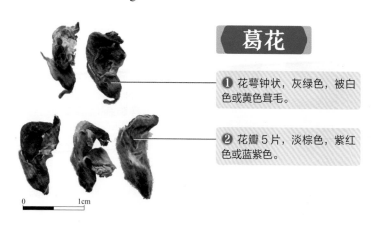

葛花

❶ 花萼钟状，灰绿色，被白色或黄色茸毛。

❷ 花瓣5片，淡棕色，紫红色或蓝紫色。

0　　　1cm

【来源】豆科植物野葛或甘葛藤的未开放花蕾。

【效用】甘，平。解酒毒，醒脾和胃。用于饮酒过度，头痛头晕，烦渴，呕吐，胸膈饱胀。

【用法】煎服，3 ～ 15g。

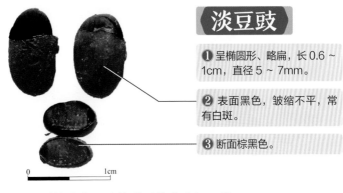

淡豆豉

❶ 呈椭圆形、略扁，长 0.6 ～ 1cm，直径 5 ～ 7mm。

❷ 表面黑色，皱缩不平，常有白斑。

❸ 断面棕黑色。

0 ————— 1cm

【来源】豆科植物大豆成熟种子的发酵加工品。

【效用】苦、辛，凉。归肺、胃经。解表，除烦，宣发郁热。用于感冒，寒热头痛，热病烦躁胸闷，虚烦不眠。

【用法】煎服，6 ～ 12g。

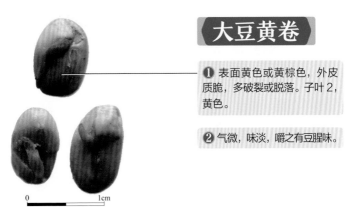

大豆黄卷

❶ 表面黄色或黄棕色，外皮质脆，多破裂或脱落。子叶 2，黄色。

❷ 气微，味淡，嚼之有豆腥味。

0 ————— 1cm

【来源】豆科植物大豆的成熟种子经发芽干燥的炮制加工品。

【效用】甘，平。归脾、胃、肺经。解表祛暑，清热利湿。用于暑湿感冒，湿温初起，发热汗少，胸闷脘痞，肢体酸重，小便不利。

【用法】煎服，9 ～ 15g。

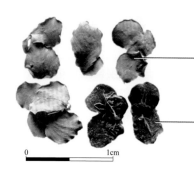

浮萍

❶ 呈扁平叶状体，上表面淡绿色至灰绿色，偏侧有一小凹陷，边缘整齐或微卷曲。

❷ 下表面紫绿色至紫棕色，着生数条须根。

0　　　　　　1cm

【来源】浮萍科植物紫萍的干燥全草。

【效用】辛，寒。归肺、膀胱经。宣散风热，透疹止痒，利尿消肿。用于风热感冒；麻疹不透；风疹瘙痒；水肿尿少。

【用法】煎服，3～9g。外用适量，煎汤浸洗。

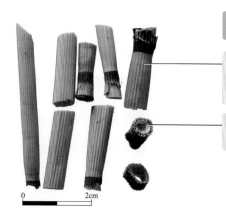

木贼

❶ 呈管状。节上着生筒状鳞叶，叶鞘基部和鞘齿黑棕色，中部淡棕黄色。

❷ 断面中空，周边有多数圆形的小空腔。

0　　　　　2cm

【来源】木贼科植物木贼的干燥地上部分。

【效用】甘、苦，平。归肺、肝经。疏散风热，明目退翳。用于风热目赤，迎风流泪，目生云翳；出血证。

【用法】煎服，3～9g。

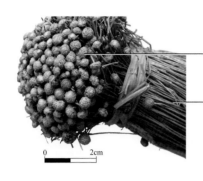

谷精草

① 头状花序呈半球形，底部有苞片层层紧密排列。

② 花茎纤细，直径不及1mm，淡黄绿色，有数条扭曲的棱线。

【来源】谷精草科植物谷精草的干燥带花茎的头状花序。

【效用】辛、甘，平。归肝、肺经。疏散风热，明目退翳。用于风热目赤，肿痛羞明，目生翳膜；风热头痛。

【用法】煎服，5～10g。

易混淆药物鉴别

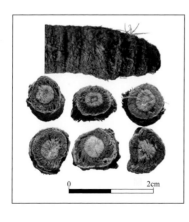

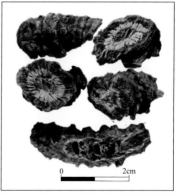

见第005页

二、清热药

（一）清热泻火药

石膏

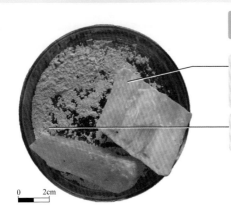

❶ 生石膏表面有纤维状纹理和绢丝样光泽；用指甲易划下粉末。

❷ 煅石膏为白色细粉，吸水后很快变成白色固体。

0   2cm

【来源】硫酸盐类矿物硬石膏族石膏，主含含水硫酸钙（$CaSO_4 \cdot 2H_2O$）。

【效用】甘、辛，大寒。归肺、胃经。生用：清热泻火，除烦止渴；煅用：收湿，生肌，敛疮，止血。用于外感热病，高热烦渴；肺热喘咳；胃火亢盛，头痛牙痛，内热消渴；溃疡不敛，湿疹瘙痒，水火烫伤，外伤出血。

【用法】生石膏煎服，15～60g，宜打碎先煎。煅石膏外用适量，研末撒敷患处。

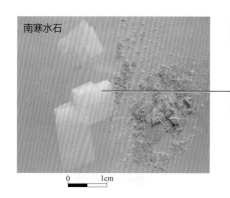

南寒水石

寒水石

❶ 南寒水石质硬，敲之多碎成斜方体小块。

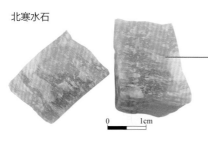

北寒水石

❷ 北寒水石表面粉红色；断面具纵纹理，状如纤维。

【来源】碳酸盐类矿物方解石族方解石，主含碳酸钙（$CaCO_3$），或硫酸盐类矿物硬石膏族红石膏，主含含水硫酸钙（$CaSO_4 \cdot 2H_2O$）。前者称南寒水石，后者称北寒水石。

【效用】辛、咸，寒。归心、胃、肾经。清热泻火。用于热病烦渴，癫狂；口舌生疮，热毒疮肿，丹毒，烧烫伤。

【用法】煎服，9～15g，打碎先煎。外用适量，研细粉调敷患处。

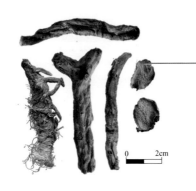

知母

❶ 质硬，断面黄白色，有一环纹，环内（木部）散布微凸的小点。

❷ 味微甜、略苦，嚼之带黏性。

【来源】百合科植物知母的干燥根茎。

【效用】苦、甘，寒。归肺、胃、肾经。清热泻火，滋阴润燥。用于外感热病，高热烦渴；肺热燥咳，阴虚燥咳；骨蒸潮热；内热消渴；阴虚肠燥便秘。

【用法】煎服，6 ～ 12g。

芦根

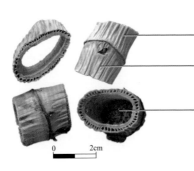

❶ 呈扁圆柱形，直径1 ～ 2cm。

❷ 表面淡黄色，有纵皱纹和环节。

❸ 质韧，切断面中空，壁厚1 ～ 2mm，有小孔排列成环。

【来源】禾本科植物芦苇的新鲜或干燥根茎。

【效用】甘，寒。归肺、胃经。清热泻火，生津止渴，除烦，止呕，利尿。用于热病烦渴；肺热咳嗽，肺痈吐脓；胃热呕哕；热淋涩痛。

【用法】煎服，15 ～ 30g；鲜品用量加倍，或捣汁用。

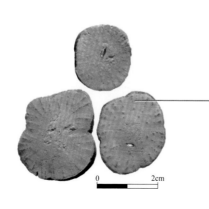

天花粉

❶ 呈类圆形片状，直径1.5～5.5cm。

❷ 断面白色或淡黄色，富粉性，可见黄色小孔，略呈放射状排列。

❸ 气微，味微苦。

0   2cm

【来源】葫芦科植物栝楼或双边栝楼的干燥根。

【效用】甘、微苦，微寒。归肺、胃经。清热泻火，生津止渴，消肿排脓。用于热病烦渴；肺热燥咳；内热消渴；疮疡肿毒。

【用法】煎服，10～15g。

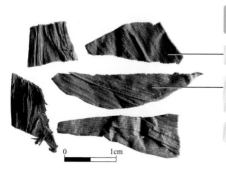

淡竹叶

❶ 叶片披针形，表面淡黄绿色。

❷ 叶脉凸起如长方形的网格状，下表面尤为明显。

❸ 味淡。

0   1cm

【来源】禾本科植物淡竹叶的干燥茎叶。

【效用】甘、淡，寒。归心、胃、小肠经。清热泻火，除烦止渴，利尿通淋。用于热病烦渴；口舌生疮，小便短赤涩痛。

【用法】煎服，6～10g。

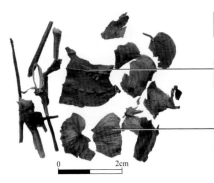

鸭跖草

❶ 叶片基部下延成膜质叶鞘，抱茎，叶脉平行。

❷ 花多脱落，总苞佛焰苞状，心形，两边不相连。

0   2cm

【来源】鸭跖草科植物鸭跖草的干燥地上部分。

【效用】甘、淡，寒。归肺、胃、小肠经。清热泻火，解毒，利水消肿。用于热病烦渴，风热感冒；咽喉肿痛，痈肿疔毒；水肿尿少，热淋涩痛。

【用法】煎服，15～30g。外用适量。

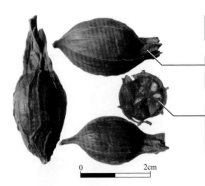

栀子

❶ 表面红黄色或棕红色，具6条翅状纵棱。

❷ 种子多数，扁卵圆形，集结成团，深红色或红黄色，表面密具细小疣状突起。

0   2cm

【来源】茜草科植物栀子的干燥成熟果实。

【效用】苦，寒。归心、肺、三焦经。泻火除烦，清热利湿，凉血解毒；外用消肿止痛。用于热病烦闷；湿热黄疸；淋证涩痛；血热吐衄；目赤肿痛；热毒疮疡；扭挫伤痛。

【用法】煎服，6～10g。外用生品适量，研末调敷。

夏枯草

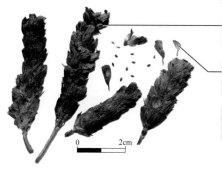

❶ 果穗形似小鸡毛掸子，淡棕色至棕红色。

❷ 全穗由多轮宿萼与苞片组成，外表面有白毛。

❸ 在耳边摇动可听到唰唰的响声。

【来源】唇形科植物夏枯草的干燥果穗。

【效用】辛、苦，寒。归肝、胆经。清肝泻火，明目，散结消肿。用于目赤肿痛，目珠夜痛，头痛眩晕；瘿瘤，瘰疬；乳痈，乳癖，乳房胀痛。

【用法】煎服，9～15g。

决明子

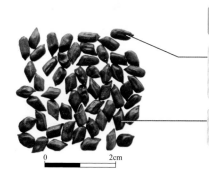

❶ 背腹面各有1条突起的棱线，棱线两侧各有1条斜向对称而色较浅的线形凹纹。

❷ 有的在棱线两侧各有1片宽广的浅黄棕色带。

【来源】豆科植物决明或小决明的干燥成熟种子。

【效用】甘、苦、咸，微寒。归肝、大肠经。清热明目，润肠通便。用于目赤涩痛，羞明多泪，目暗不明；头痛眩晕；肠燥便秘。

【用法】煎服，9～15g。用于润肠通便，不宜久煎。

密蒙花

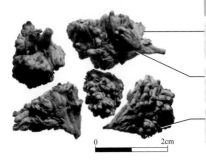

❶ 多为花蕾密集的花序小分枝，呈不规则圆锥状。

❷ 表面灰黄色或棕黄色，密被茸毛。

❸ 单个花蕾呈短棒状，上端略大。

0 ⎯⎯⎯⎯ 2cm

【来源】马钱科植物密蒙花的干燥花蕾及花序。

【效用】甘，微寒。归肝经。清热泻火，养肝明目，退翳。用于目赤肿痛，羞明多泪，目生翳膜；肝虚目暗，视物昏花。

【用法】煎服，3～9g。

青葙子

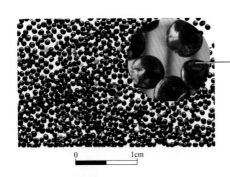

❶ 呈扁圆形，少数呈圆肾形。表面黑色或红黑色，光亮，中间微隆起，侧边微凹处有种脐。

❷ 种皮薄而脆。气微，味淡。

0 ⎯⎯⎯⎯ 1cm

【来源】苋科植物青葙的干燥成熟种子。

【效用】甘，微寒。归肝经。清热泻火，明目退翳。用于肝热目赤，目生翳膜，视物昏花；肝火眩晕。

【用法】煎服，9～15g。

（二）清热燥湿药

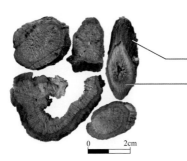

黄芩

① 外皮棕黄色或深黄色。

② 断面黄色或浅黄色，中心红棕色；老根中心呈枯朽状或中空，暗棕色或棕黑色。

③ 味苦。

0 2cm

【来源】唇形科植物黄芩的干燥根。

【效用】苦，寒。归肺、胆、脾、大肠、小肠经。清热燥湿，泻火解毒，止血，安胎。用于湿温暑湿、胸闷呕恶、湿热痞满、泻痢、黄疸；肺热咳嗽，高热烦渴；痈肿疮毒；血热出血；胎热胎动不安。

【用法】煎服，3～10g。

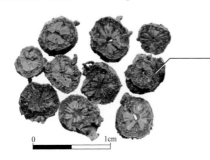

黄连

① 质硬，断面不整齐，皮部橙红色或暗棕色，木部鲜黄色或橙黄色，呈放射状排列，髓部红棕色。

② 气微，味极苦。

0 1cm

【来源】毛茛科植物黄连、三角叶黄连或云连的干燥根茎。

【效用】苦，寒。归心、脾、胃、肝、胆、大肠经。清热燥湿，泻火解毒。用于湿热痞满，呕吐，泻痢；高热神昏，心火亢盛，心烦不寐，心悸不宁；血热吐衄；胃热呕吐吞酸，消渴，胃火牙痛；痈肿疔疮，目赤肿痛，口舌生疮；湿疹湿疮，耳道流脓。

【用法】煎服，2～5g。

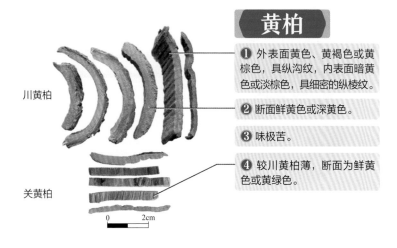

黄柏

川黄柏

关黄柏

❶ 外表面黄色、黄褐色或黄棕色，具纵沟纹，内表面暗黄色或淡棕色，具细密的纵棱纹。

❷ 断面鲜黄色或深黄色。

❸ 味极苦。

❹ 较川黄柏薄，断面为鲜黄色或黄绿色。

0   2cm

【来源】芸香科植物黄皮树（川黄柏）或黄檗（关黄柏）的干燥树皮。

【效用】苦，寒。归肾、膀胱经。清热燥湿，泻火解毒，除骨蒸。用于湿热泻痢，黄疸尿赤，带下阴痒，热淋涩痛，脚气痿躄；骨蒸劳热，盗汗，遗精；疮疡肿毒，湿疹湿疮。

【用法】煎服，3～12g。

秦皮

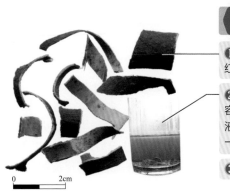

❶ 卷筒状，外表面灰棕色，具红棕色皮孔。

❷ 取饮片掰碎，放无色透明容器中，加热水浸泡，将浸出液置日光下观察，可见受光的一面显碧蓝色荧光。

❸ 气微，味苦。

0   2cm

【来源】木犀科植物苦枥白蜡树、白蜡树、尖叶白蜡树或宿柱白蜡树的干燥枝皮或干皮。

【效用】苦、涩，寒。归肝、胆、大肠经。清热燥湿，收涩止痢，止带，明目。用于湿热泻痢，赤白带下；肝热目赤肿痛，目生翳膜。

【用法】煎服，6～12g。

龙胆

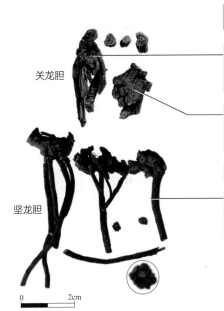

关龙胆

坚龙胆

0　　　2cm

❶ 根呈短圆柱形，直径2～5mm；表面淡黄色或黄棕色，多有显著的横皱纹。

❷ 皮部黄白色或淡棕色，木质部色较淡，有5～8个木质部束环状排列，习称筋脉点。

❸ 气微，味甚苦。

❹ 坚龙胆表面黄棕色或红棕色，无横皱纹，木质部与皮部易分离。

【来源】龙胆科植物条叶龙胆、龙胆、三花龙胆或滇龙胆的干燥根及根茎。前三种习称"关龙胆"，后一种习称"坚龙胆"。

【效用】苦，寒。归肝、胆经。清热燥湿，泻肝胆火。用于湿热黄疸，阴肿阴痒，带下，湿疹瘙痒；肝火头痛，目赤肿痛，耳鸣耳聋，胁痛口苦，强中，惊风抽搐。

【用法】煎服，3～6g。

苦参

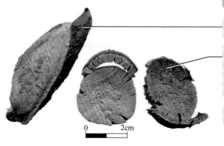

❶ 外皮薄，多破裂反卷。

❷ 切面黄白色，具放射状纹理及裂隙，较大的饮片中部有多数类圆形放射状花纹。

❸ 气微，味极苦。

0   2cm

【来源】豆科植物苦参的干燥根。

【效用】苦，寒。归心、肝、胃、大肠、膀胱经。清热燥湿，杀虫止痒，利尿。用于湿热泻痢，便血，黄疸，赤白带下，阴肿阴痒；湿疹湿疮，皮肤瘙痒，疥癣麻风，滴虫性阴道炎；湿热淋痛，尿闭不通。

【用法】煎服，4.5～9g。

白鲜皮

❶ 外表面常有突起的颗粒状小点。

❷ 断面略呈层片状，剥去外层，迎光可见闪烁的小亮点。

❸ 有羊膻气，味微苦。

0   2cm

【来源】芸香科植物白鲜的干燥根皮。

【效用】苦，寒。归脾、胃、膀胱经。清热燥湿，祛风解毒。用于湿热疮毒，黄水淋漓，湿疹，风疹，疥癣疮癞；湿热黄疸尿赤，风湿热痹。

【用法】煎服，5～10g。

（三）清热解毒药

金银花

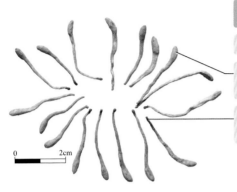

❶ 花蕾呈棒状。

❷ 表面黄白色或绿白色，密被短柔毛。

❸ 花萼绿色，先端5裂，裂片有毛，长约2mm。

【来源】忍冬科植物忍冬的干燥花蕾或带初开的花。

【效用】甘，寒。归肺、心、胃经。清热解毒，疏散风热。用于痈肿疔疮，喉痹，丹毒；风热感冒，温病初起；热毒血痢。

【用法】煎服，6～15g。

忍冬藤

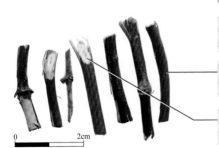

❶ 呈长圆柱形，多分枝，常缠绕成束。

❷ 表面光滑或被茸毛；外皮易剥落。

❸ 质脆，易折断，断面黄白色，中空。

【来源】忍冬科植物忍冬的干燥茎枝。

【效用】甘，寒。归肺、胃经。清热解毒，疏风通络。用于温病发热，热毒血痢，痈肿疮疡，风湿热痹，关节红肿热痛。

【用法】煎服，9～30g。

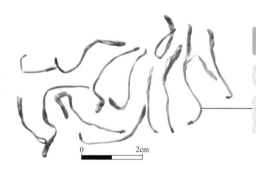

山银花

❶ 形似金银花，多细长。

❷ 表面黄白至黄棕色，无毛或疏被毛。

0 —— 2cm

【来源】忍冬科植物灰毡毛忍冬、红腺忍冬、华南忍冬或黄褐毛忍冬的干燥花蕾或带初开的花。

【效用】甘，寒。归肺、心、胃经。清热解毒，疏散风热。用于痈肿疔疮，喉痹，丹毒，风热感冒，温病发热。

【用法】煎服，6～15g。

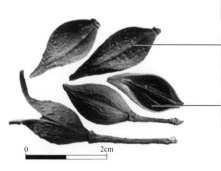

连翘

❶ 外表面绿褐色或黄棕色，有不规则的纵皱纹及多数突起的小斑点。

❷ 内表面多为浅黄棕色，平滑，具一纵隔，有的有种子。

0 —— 2cm

【来源】木犀科植物连翘的干燥果实。

【效用】苦，微寒。归肺、心、小肠经。清热解毒，消肿散结，疏散风热。用于痈疽，瘰疬，乳痈，丹毒；风热感冒，温病初起，热入营血、高热烦渴、神昏发斑；热淋涩痛。

【用法】煎服，6～15g。

穿心莲

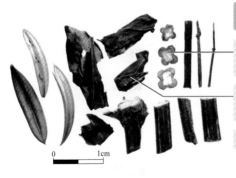

❶ 茎呈方柱形，多分枝，表面深绿色，断面中部白色，质硬。

❷ 叶片易碎，深绿色，两面光滑。

❸ 气微，味极苦。

0 ——— 1cm

【来源】爵床科植物穿心莲的干燥地上部分。

【效用】苦，寒。归心、肺、大肠、膀胱经。清热解毒，凉血，消肿，燥湿。用于风热感冒，温病初起；咽喉肿痛，口舌生疮；顿咳劳嗽，肺痈吐脓；痈肿疮疡，蛇虫咬伤，湿热泻痢，热淋涩痛，湿疹瘙痒。

【用法】煎服，6～9g。

大青叶

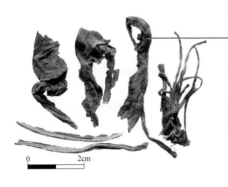

❶ 表面暗灰绿色，边缘平或微波状。叶脉扁长条形，宽约2mm，淡棕黄色。质脆。

❷ 嗅之有干菜叶气，味微酸、苦、涩。

0 ——— 2cm

【来源】十字花科植物菘蓝的干燥叶。

【效用】苦，寒。归心、胃经。清热解毒，凉血消斑。用于温病高热，神昏，发斑发疹；痄腮，喉痹，丹毒，痈肿。

【用法】煎服，9～15g。

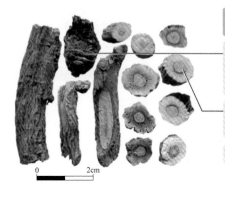

板蓝根

❶ 外皮淡灰黄色或淡棕黄色，有纵皱纹、横长皮孔样突起及支根痕。

❷ 断面皮部黄白色，木部黄色，有细密放射状纹理。

❸ 气微，味微甜后苦涩。

0   2cm

【来源】十字花科植物菘蓝的干燥根。

【效用】苦，寒。归心、胃经。清热解毒，凉血，利咽。用于瘟疫时毒，发热咽痛；温毒发斑，痄腮，烂喉丹痧，大头瘟疫，丹毒，痈肿。

【用法】煎服，9～15g。

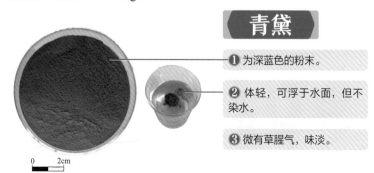

青黛

❶ 为深蓝色的粉末。

❷ 体轻，可浮于水面，但不染水。

❸ 微有草腥气，味淡。

0   2cm

【来源】爵床科植物马蓝、蓼科植物蓼蓝或十字花科植物菘蓝的叶或茎叶经加工制得的干燥粉末、团块或颗粒。

【效用】咸，寒。归肝经。清热解毒，凉血消斑，泻火定惊。用于温毒发斑，血热吐衄；喉痹口疮，痄腮，火毒疮痈；肝火犯肺，咳嗽胸闷，痰中带血；小儿惊痫。

【用法】1～3g，宜入丸散用。外用适量。

贯众

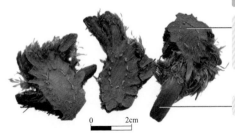

❶ 根茎及叶柄残基的断面都有 5 ~ 13 个浅色小点间断排成一环。

❷ 叶柄残基类圆形。

0 ___ 2cm

【来源】鳞毛蕨科植物粗茎鳞毛蕨的干燥根茎和叶柄残基。

【效用】苦，微寒；有小毒。归肝、胃经。清热解毒，驱虫，止血。用于时疫感冒，风热头痛，温毒发斑；痄腮，疮疡肿毒；虫积腹痛；崩漏下血。

【用法】煎服，5 ~ 10g。

蒲公英

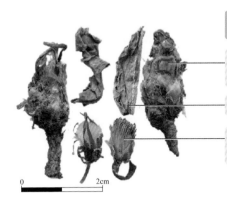

❶ 根头部有棕褐色或黄白色的茸毛，有的已脱落。

❷ 叶基生，多皱缩破碎。

❸ 常见黄色花或具白色冠毛的长椭圆形瘦果。

0 ___ 2cm

【来源】菊科植物蒲公英、碱地蒲公英或同属种植物的干燥全草。

【效用】苦、甘，寒。归肝、胃经。清热解毒，消肿散结，利湿通淋。用于痈肿疔疮，乳痈，肺痈，肠痈，瘰疬；湿热黄疸，热淋涩痛。

【用法】煎服，10 ~ 15g。

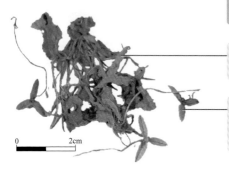

紫花地丁

❶ 叶基生，叶柄细，上部具明显狭翅。

❷ 果壳黄色，似稻壳状，3瓣相连或分离成单瓣，有的果壳里有多数淡棕色小种子。

0　　　　2cm

【来源】堇菜科植物紫花地丁的干燥全草。

【效用】苦、辛，寒。归心、肝经。清热解毒，凉血消肿。用于疔疮肿毒，痈疽发背，丹毒，乳痈、肠痈；毒蛇咬伤。

【用法】煎服，15～30g。

野菊花

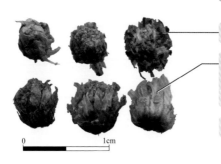

❶ 花序呈类球形，棕黄色。

❷ 苞片上部外围有舌状花1轮，黄色至棕黄色，皱缩卷曲，管状花多数。

❸ 气芳香，味苦。

0　　　　1cm

【来源】菊科植物野菊的干燥头状花序。

【效用】苦、辛，微寒。归肝、心经。清热解毒，泻火平肝。用于疔疮痈肿，咽喉肿痛；目赤肿痛，头痛眩晕。

【用法】煎服，9～15g。

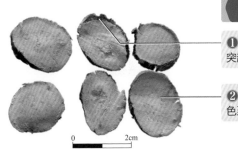

重楼

❶ 外皮黄棕色或灰棕色，具突起的粗环纹及须根痕。

❷ 质坚实，切断面平坦，白色至浅棕色，粉性或角质。

0   2cm

【来源】百合科植物云南重楼或七叶一枝花的干燥根茎。

【效用】苦，微寒；有小毒。归肝经。清热解毒，消肿止痛，凉肝定惊。用于疔疮痈肿，咽喉肿痛，蛇虫咬伤；跌仆伤痛；惊风抽搐。

【用法】煎服，3～9g。

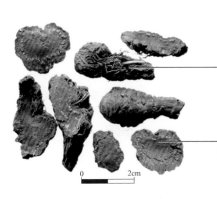

拳参

❶ 外皮紫褐色或紫黑色，密具粗环纹，有须根或根痕。

❷ 切断面浅棕红色或棕红色，可见黄白色小点，排列成一环。

0   2cm

【来源】蓼科植物拳参的干燥根茎。

【效用】苦、涩，微寒。归肺、肝、大肠经。清热解毒，消肿，息风定惊，止血。用于痈肿瘰疬，蛇虫咬伤，口舌生疮；热病神昏，惊痫抽搐；赤痢热泻；血热出血，痔疮出血；肺热咳嗽。

【用法】煎服，5～10g。

漏芦

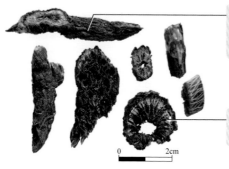

❶ 外皮暗棕色、灰褐色或黑褐色，粗糙，具纵沟及菱形的网状裂隙。

❷ 切断面不整齐，中心有的呈星状裂隙或空洞。

0 ___ 2cm

【来源】菊科植物祁州漏芦的干燥根。

【效用】苦，寒。归胃经。清热解毒，消痈散结，通经下乳，舒筋通脉。用于乳痈肿痛，痈疽发背，瘰疬疮毒；乳汁不通；湿痹拘挛。

【用法】煎服，5～9g。

土茯苓

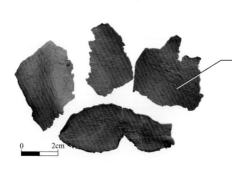

❶ 切面类白色至淡红棕色，粉性，可见点状维管束及多数小亮点。

❷ 质略韧，折断时有粉尘飞扬，以水湿润后有黏滑感。

0 ___ 2cm

【来源】百合科植物光叶菝葜的干燥根茎。

【效用】甘、淡，平。归肝、胃经。解毒，除湿，通利关节。用于梅毒及汞中毒所致的肢体拘挛、筋骨疼痛；湿热淋浊、带下、疥癣，湿疹瘙痒；痈肿，瘰疬。

【用法】煎服，15～60g。

鱼腥草

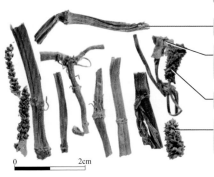

❶ 茎扁棱柱形，具纵棱数条。

❷ 叶片卷折皱缩，展平后呈心形。

❸ 穗状花序黄棕色。

❹ 叶、花穗搓后嗅之有类似鱼腥的气味。

0   2cm

【来源】三白草科植物蕺菜的新鲜全草或干燥地上部分。

【效用】辛，微寒。归肺经。清热解毒，消痈排脓，利尿通淋。用于肺痈吐脓，痰热喘咳；疮痈肿毒；热淋，热痢。

【用法】煎服，15 ～ 25g。

金荞麦

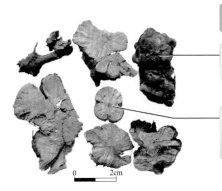

❶ 外皮棕褐色，有皱纹、凹凸不平的小点及残存须根。

❷ 断面淡黄白色或淡红棕色，致密，有放射状纹理，中央髓部色较深。

0   2cm

【来源】蓼科植物金荞麦的干燥根茎。

【效用】微辛、涩，凉。归肺经。清热解毒，排脓祛瘀。用于肺痈吐脓，肺热喘咳；瘰疬疮疖，乳蛾肿痛。

【用法】煎服，15 ～ 45g。

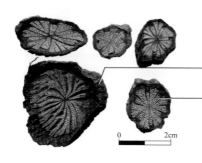

大血藤

❶ 外皮常呈鳞片状剥落。

❷ 断面皮部红棕色，有数处向内嵌入木部，木部黄白色，有多数细孔状导管，射线呈放射状排列。

0   2cm

【来源】木通科植物大血藤的干燥藤茎。

【效用】苦，平。归大肠、肝经。清热解毒，活血，祛风止痛。用于肠痈腹痛，热毒疮疡；血滞经闭痛经，跌仆肿痛；风湿痹痛。

【用法】煎服，9～15g。

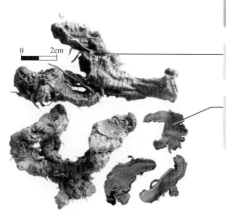

射干

0   2cm

❶ 外皮皱缩，有较密的环纹，或有残留细根及根痕。

❷ 质硬，切断面黄色，靠外侧有一不规则环圈，其中散布多数小点。

【来源】鸢尾科植物射干的干燥根茎。

【效用】苦，寒。归肺经。清热解毒，消痰，利咽。用于热毒痰火郁结，咽喉肿痛；痰涎壅盛，咳嗽气喘。

【用法】煎服，3～10g。

山豆根

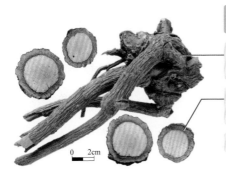

❶ 外皮棕色至棕褐色，有不规则的纵皱纹及横长皮孔样突起。

❷ 断面皮部浅棕色，木部淡黄色。

❸ 有豆腥气，味极苦。

【来源】豆科植物越南槐的干燥根及根茎。

【效用】苦，寒；有毒。归肺、胃经。清热解毒，消肿利咽。用于火毒蕴结，乳蛾喉痹，咽喉肿痛；齿龈肿痛，口舌生疮。

【用法】煎服，3～6g。

北豆根

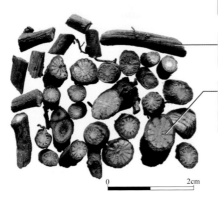
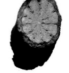

❶ 呈细长圆柱形，弯曲，多有弯曲的细根，外皮易剥落。

❷ 质韧，不易折断，断面木部淡黄色，呈放射状排列，中心有髓。

【来源】防己科植物蝙蝠葛的干燥根茎。

【效用】苦，寒，有小毒。归肺、胃、大肠经。清热解毒，祛风止痛。用于热毒壅盛，咽喉肿痛，热毒泻痢及风湿痹痛。

【用法】煎服，3～9g。

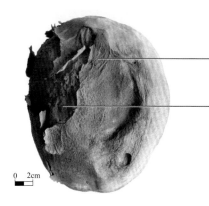

马勃

❶ 外皮灰棕色至黄褐色，纸质，常破裂或脱落。

❷ 外皮里面的部分像陈旧的棉絮，捏之有弹性，触之则孢子呈尘土样飞扬。

0　2cm

【来源】灰包科真菌脱皮马勃、大马勃或紫色马勃的干燥子实体。

【效用】辛，平。归肺经。清肺，解毒利咽，止血。用于风热郁肺，咽痛音哑，咳嗽；衄血，创伤出血。

【用法】煎服，2～6g。

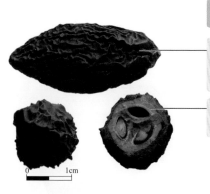

青果

❶ 呈纺锤形，两端钝尖，表面棕黄色或黑褐色，有不规则皱纹。

❷ 果核梭形，暗红棕色，具纵棱；内分3室，各有种子1粒。

0　1cm

【来源】橄榄科植物橄榄的干燥成熟果实。

【效用】甘、酸，平。归肺、胃经。清热解毒，利咽，生津。用于咽喉肿痛，咳嗽痰稠，烦热口渴；鱼蟹中毒。

【用法】煎服，5～10g。

西青果

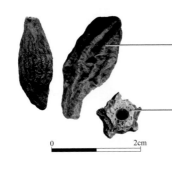

❶ 呈长卵形，略扁。表面黑褐色，具有明显的纵皱纹，一端较大，另一端略小。

❷ 质坚硬。断面褐色，有胶质样光泽。

0   2cm

【来源】使君子科植物诃子的干燥幼果。

【效用】苦、酸、涩，平。归肺、大肠经。清热生津，解毒。用于阴虚白喉。

【用法】煎服，1.5～3g。

木蝴蝶

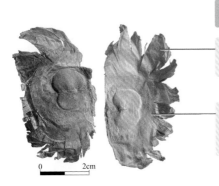

❶ 蝶形薄片，除基部外三面延长成宽大菲薄的翅。

❷ 表面浅黄白色，翅半透明，有绢丝样光泽和放射状纹理，边缘多破裂。

0   2cm

【来源】紫葳科植物木蝴蝶的干燥成熟种子。

【效用】苦、甘，凉。归肺、肝、胃经。清肺利咽，疏肝和胃。用于肺热咳嗽，喉痹音哑，肝胃气痛。

【用法】煎服，1～3g。

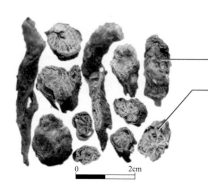

白头翁

❶ 外表面常见白色绒毛。

❷ 切断面皮部淡黄色，有环状裂隙；木部淡黄色，有蛛网状纹理。

❸ 气微，味微苦涩。

【来源】毛茛科植物白头翁的干燥根。

【效用】苦，寒。归胃、大肠经。清热解毒，凉血止痢。用于热毒血痢，阴痒带下。

【用法】煎服，9～15g。

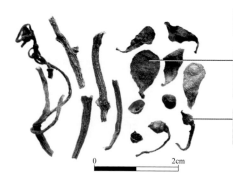

马齿苋

❶ 易破碎，完整叶片倒卵形如马牙状绿褐色，先端钝平或微缺，全缘（边缘不裂）。

❷ 小果实椭圆形，内含多数细小种子。

【来源】马齿苋科植物马齿苋的干燥地上部分。

【效用】酸，寒。归肝、大肠经。清热解毒，凉血止血，止痢。用于热毒血痢；痈肿疔疮，丹毒，蛇虫咬伤，湿疹；便血，痔血，崩漏下血。

【用法】煎服，9～15g。

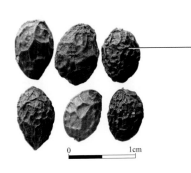

鸦胆子

❶ 表面有隆起的网状皱纹，网眼呈不规则的多角形，两侧有明显的棱线，顶端渐尖，基部有凹陷的果梗痕。

❷ 气微，味极苦。

0   1cm

【来源】苦木科植物鸦胆子的干燥成熟果实。

【效用】苦，寒；有小毒。归大肠、肝经。清热解毒，止痢，截疟；外用腐蚀赘疣。用于热毒血痢，冷积久痢；疟疾；赘疣鸡眼。

【用法】内服，0.5～2g，用龙眼肉包裹或装入胶囊吞服。外用适量。

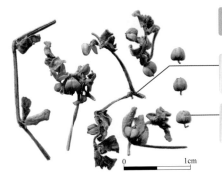

地锦草

❶ 茎细，呈叉状分枝，表面带紫红色。

❷ 蒴果呈三棱状球形，表面光滑。种子细小，卵形，褐色。

0   1cm

【来源】大戟科植物地锦或斑地锦的干燥全草。

【效用】辛，平。归肝、大肠经。清热解毒，凉血止血，利湿退黄。用于热泻热痢；血热出血；湿热黄疸；疮疖痈肿，蛇虫咬伤。

【用法】煎服，9～20g；鲜品30～60g。外用适量。

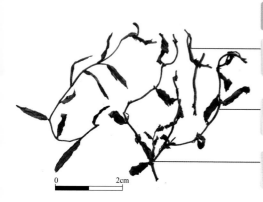

半边莲

❶ 根细小，黄色，侧生纤细须根。

❷ 茎细长，有分枝，节明显，有的可见附生的细根。

❸ 叶互生，无柄边缘具疏而浅的齿。

0   2cm

【来源】桔梗科植物半边莲的干燥全草。

【效用】辛，平。归心、小肠、肺经。清热解毒，利尿消肿。用于痈肿疔疮，蛇虫咬伤；臌胀水肿，湿热黄疸；湿疹湿疮。

【用法】煎服，9～15g；鲜品30～60g。外用适量。

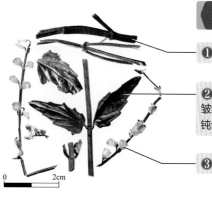

半枝莲

❶ 茎丛生，较细，方柱形。

❷ 叶对生，有短柄；叶片多皱缩，全缘或有少数不明显的钝齿。

❸ 花萼裂片钝或较圆。

0   2cm

【来源】唇形科植物半枝莲的干燥全草。

【效用】辛、苦，寒。归肺、肝、肾经。清热解毒，化瘀利尿。用于疔疮肿毒，咽喉肿痛，跌仆伤痛，水肿，黄疸，蛇虫咬伤。

【用法】煎服，15～30g。

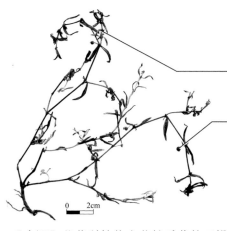

白花蛇舌草

❶ 茎纤细。

❷ 蒴果单生或成对生于叶腋，扁球形，室背开裂，宿萼顶端4裂，边缘具短刺毛。

❸ 气微，味淡。

0   2cm

【来源】茜草科植物白花蛇舌草的干燥全草。

【效用】微苦、甘，寒。归胃、大肠、小肠经。清热解毒，利湿通淋。用于痈肿疮毒，咽喉肿痛，毒蛇咬伤；热淋涩痛。

【用法】煎服，15 ~ 60g。

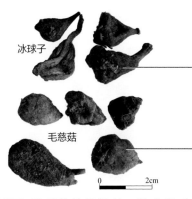

山慈菇

冰球子

❶ 冰球子顶端渐尖如瓶颈，基部膨大中央凹入，有1 ~ 2条环节。

毛慈菇

❷ 毛慈菇中部有2 ~ 3条微突起的环节；质坚硬。

0   2cm

【来源】兰科植物杜鹃兰、独蒜兰或云南独蒜兰的干燥假鳞茎。前者习称"毛慈菇"，后二者习称"冰球子"。

【效用】甘、微辛，凉。归肝、脾经。清热解毒，化痰散结。用于痈肿疔毒，瘰疬痰核，蛇虫咬伤；癥瘕痞块。

【用法】煎服，3 ~ 9g。

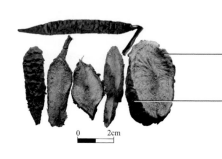

白蔹

❶ 切面周边常向内卷曲，中部有一突起的棱线。

❷ 外皮红棕色或红褐色，易层层脱落，脱落处呈淡红棕色。

❸ 气微，味甘。

0　　　2cm

【来源】葡萄科植物白蔹的干燥块根。

【效用】苦，微寒。归心、胃经。清热解毒，消痈散结，敛疮生肌。用于痈疽发背，疔疮，瘰疬；烧烫伤，手足皲裂。

【用法】煎服，5 ～ 10g。外用适量，煎汤洗或研成极细粉敷患处。

绿豆

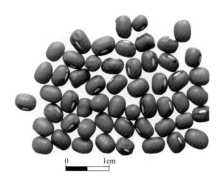

0　　　1cm

【来源】豆科植物绿豆的干燥种子。

【效用】甘，寒。归心、胃经。清热解毒，消暑，利水。用于痈肿疮毒；药食中毒；暑热烦渴；水肿，小便不利。

【用法】煎服，15 ～ 30g。外用适量。

赤小豆

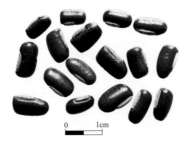

0   1cm

【来源】豆科植物赤小豆或赤豆的干燥成熟种子。

【效用】甘、酸，平。归心、小肠经。解毒排脓，利水消肿。用于痈肿疮毒，肠痈腹痛，水肿胀满，脚气浮肿，黄疸尿赤，风湿热痹。

【用法】煎服，9～30g。外用适量。

黑豆

0   1cm

【来源】豆科植物大豆的干燥成熟种子。

【效用】甘，平。归脾、肾经。益精明目，养血祛风，利水，解毒。用于阴虚烦渴，头晕目昏，体虚多汗，肾虚腰痛，水肿尿少，痹痛拘挛，手足麻木，药食中毒。

【用法】煎服，9～30g。

（四）清热凉血药

生地黄

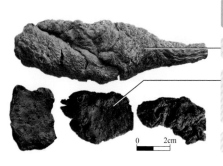

❶ 外皮具不规则的横曲纹。

❷ 质较软而韧，切断面棕黑色或乌黑色，中央色较浅，有光泽，具黏性。

❸ 气微，味微甜。

【来源】玄参科植物地黄的干燥块根。

【效用】甘，寒。归心、肝、肾经。清热凉血，养阴生津。用于热入营血，温毒发斑；血热出血；热病伤阴，舌绛烦渴，内热消渴；阴虚发热，骨蒸劳热；津伤便秘。

【用法】煎服，10～15g。

鲜地黄

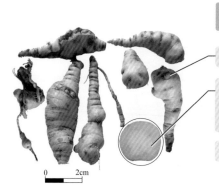

❶ 表面浅红黄色，肉质。

❷ 断面皮部淡黄白色，可见橘红色油点，木部黄白色，导管呈放射状排列。

❸ 气微，味微甜、微苦。

【来源】玄参科植物地黄的新鲜块根。

【效用】甘、苦，寒。归心、肝、肾经。清热生津，凉血，止血。用于热病伤阴，舌绛烦渴，温毒发斑，吐血衄血，咽喉肿痛。

【用法】煎服，12～30g。

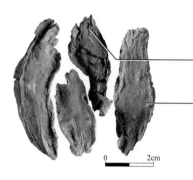

玄参

❶ 外皮灰黄色或灰褐色，有不规则的纵沟。

❷ 质坚实，断面黑色，微有光泽。

❸ 气特异似焦糖，味甘、微苦。

0　　　2cm

【来源】玄参科植物玄参的干燥根。

【效用】甘、苦、咸，微寒。归肺、胃、肾经。清热凉血，滋阴降火，解毒散结。用于热入营血，温毒发斑；热病伤阴，舌绛烦渴，津伤便秘，骨蒸劳嗽；目赤咽痛，白喉，瘰疬，痈肿疮毒。

【用法】煎服，9 ～ 15g。

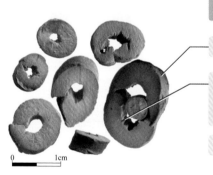

牡丹皮

❶ 外皮脱落处粉红色。

❷ 内表面淡灰黄色或浅棕色，有明显的细纵纹，时见发亮的结晶。

❸ 气芳香，味微苦而涩。

0　　1cm

【来源】毛茛科植物牡丹的干燥根皮。

【效用】苦、辛，微寒。归心、肝、肾经。清热凉血，活血化瘀。用于热入营血，温毒发斑，血热吐衄；温邪伤阴，阴虚发热，夜热早凉，无汗骨蒸；血滞经闭痛经，跌仆伤痛，痈肿疮毒。

【用法】煎服，6 ～ 12g。

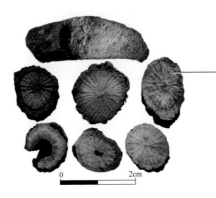

赤芍

❶ 切断面粉白色或粉红色，皮部窄，木部放射状纹理明显，有的有裂隙。

❷ 气微香，味微苦、酸涩。

【来源】毛茛科植物芍药或川赤芍的干燥根。

【效用】苦，微寒。归肝经。清热凉血，散瘀止痛。用于热入营血，温毒发斑，血热吐衄；目赤肿痛，痈肿疮疡；肝郁胁痛，经闭痛经，癥瘕腹痛，跌仆损伤。

【用法】煎服，6～12g。

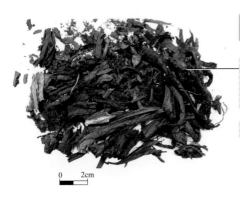

紫草

❶ 为紫红色或紫褐色薄片，质地松软，有的饮片中部可见黄白色细小木心。

❷ 气特异，味微苦、涩。

【来源】紫草科植物新疆紫草或内蒙紫草的干燥根。

【效用】甘、咸，寒。归心、肝经。清热凉血，活血解毒，透疹消斑。用于血热毒盛，斑疹紫黑，麻疹不透；疮疡，湿疹，水火烫伤。

【用法】煎服，5～10g。

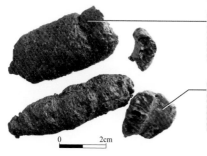

紫草茸

❶ 表面红黄色或紫褐色，凹凸不平，有皱纹、小虫眼及孔隙。

❷ 断面可见长圆形虫窝，其内常见白色粉末或紫黑色虫之尸体。

0   2cm

【来源】紫胶虫科昆虫紫胶虫在树枝上所分泌的胶质物。

【效用】苦，寒。归肝经。清热，凉血，解毒。用于麻疹、斑疹透发不畅，疮疡肿毒，湿疹。

【用法】煎服，1.5～6g。

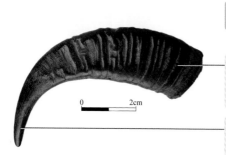

水牛角

❶ 表面一侧有数条横向的沟槽，另一侧有密集的横向凹陷条纹。

❷ 上部渐尖，有纵纹，基部略呈三角形，中空。

0   2cm

【来源】牛科动物水牛的角。

【效用】苦，寒。归心、肝经。清热凉血，解毒，定惊。用于温病高热，神昏谵语，癫狂；血热毒盛，发斑发疹，吐血衄血；痈肿疮疡，咽喉肿痛。

【用法】煎服，15～30g，宜先煎3小时以上。

（五）清虚热药

青蒿

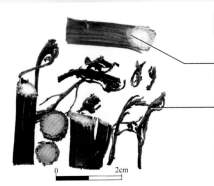

❶ 表面黄绿色或棕黄色，具纵棱线，切断面中部有髓。

❷ 叶片多分裂，易碎，两面被短毛。

❸ 气香特异，味微苦。

【来源】菊科植物黄花蒿的干燥地上部分。

【效用】苦、辛，寒。归肝、胆经。清虚热，除骨蒸，解暑热，截疟，退黄。用于温邪伤阴，夜热早凉；阴虚发热，骨蒸劳热；外感暑热，发热烦渴；疟疾寒热；湿热黄疸。

【用法】煎服，6～12g。

白薇

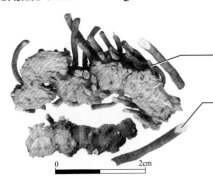

❶ 根茎呈不规则片状，下面及两侧簇生细根。

❷ 根表面棕黄色。断面皮部黄白色，中央有黄色小木心。

❸ 气微，味微苦。

【来源】萝藦科植物白薇或蔓生白薇的干燥根和根茎。

【效用】苦、咸，寒。归胃、肝、肾经。清热凉血，利尿通淋，解毒疗疮。用于阴虚发热，骨蒸劳热，产后血虚发热，温邪伤营发热；热淋，血淋；痈疽肿毒，蛇虫咬伤，咽喉肿痛；阴虚外感。

【用法】煎服，5～10g。

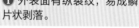

地骨皮

❶ 外表面有纵裂纹，易成鳞片状剥落。

❷ 内表面黄白色至灰黄色。

❸ 体轻，质脆，易折断，断面外层黄棕色，内层灰白色。

0   2cm

【来源】茄科植物枸杞或宁夏枸杞的干燥根皮。

【效用】甘，寒。归肺、肝、肾经。凉血除蒸，清肺降火。用于阴虚潮热，骨蒸盗汗；肺热咳嗽；血热咳血衄血；内热消渴。

【用法】煎服，9～15g。

银柴胡

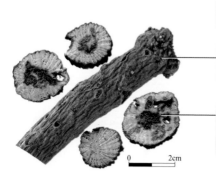

❶ 表面多具孔穴状凹陷，习称"砂眼"。

❷ 断面皮部甚薄，木部有黄、白相间的放射状纹理，"砂眼"处棕褐色，有细砂。

0   2cm

【来源】石竹科植物银柴胡的干燥根。

【效用】甘，微寒。归肝、胃经。清虚热，除疳热。用于阴虚发热，骨蒸劳热；小儿疳积发热。

【用法】煎服，3～10g。

胡黄连

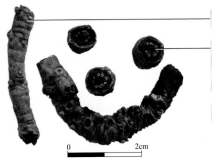

❶ 表面粗糙，有较密的环节。

❷ 切断面略平坦，淡棕色至暗棕色，有白色小点排成一个环圈。

❸ 气微，味极苦。

【来源】玄参科植物胡黄连的干燥根茎。

【效用】苦，寒。归肝、胃、大肠经。退虚热，除疳热，清湿热。用于阴虚发热，骨蒸潮热；小儿疳积发热；湿热泻痢，黄疸尿赤，痔疮肿痛。

【用法】煎服，3～10g。

易混淆药物鉴别

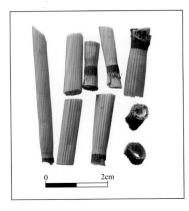

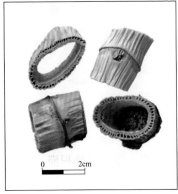

见第 016、020 页

三、泻下药

（一）攻下药

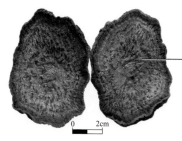

大黄

❶ 根茎髓部宽广，有深色星点（异型维管束）环列或散在。

❷ 气清香，味苦而微涩，嚼之黏牙，有沙粒感。

【来源】蓼科植物掌叶大黄、唐古特大黄或药用大黄的干燥根和根茎。

【效用】苦，寒。归脾、胃、大肠、肝、心包经。泻下攻积，清热泻火，凉血解毒，止血，逐瘀通经，利湿退黄。用于实热积滞便秘；血热吐衄，目赤咽肿，牙龈肿痛；痈肿疔疮，肠痈腹痛；瘀血经闭，产后瘀阻，跌打损伤；湿热痢疾，黄疸尿赤，淋证，水肿；烧烫伤。

【用法】煎服，3～15g，外用适量，研末敷于患处。

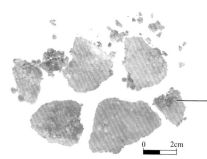

芒硝

❶ 呈棱柱状、长方体或不规则块状及粒状。

❷ 无色透明或类白色半透明，质脆，易碎。

❸ 气微，味咸。

【来源】硫酸盐类矿物芒硝族芒硝，经加工精制而成的结晶体。主含含水硫酸钠（$Na_2SO_4 \cdot 10H_2O$）。

【效用】咸、苦，寒。归胃、大肠经。泻下通便，润燥软坚，清火消肿。用于实热积滞，腹满胀痛，大便燥结；肠痈肿痛；乳痈，痔疮肿痛，咽痛口疮，目赤肿痛。

【用法】煎服，6～12g。

番泻叶

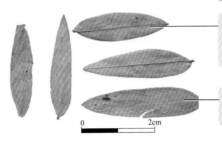

❶ 叶呈长卵形或卵状披针形，全缘，叶端急尖，叶基稍不对称。

❷ 上表面黄绿色，下表面浅黄绿色，叶脉稍隆起，革质。

0　　　　2cm

【来源】豆科植物狭叶番泻或尖叶番泻的干燥小叶。

【效用】甘、苦，寒。归大肠经。泻热行滞，通便，利水。用于实热积滞，便秘腹痛；水肿胀满。

【用法】煎服，2～6g，后下，或开水泡服。

芦荟

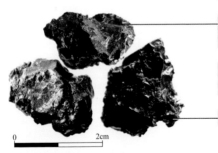

❶ 呈不规则多角形块状，大小不一。

❷ 表面暗红褐色或深褐色，有光泽或无光泽。

❸ 有特殊臭气，味极苦。

0　　　　2cm

【来源】百合科肉质植物库拉索芦荟叶的汁液浓缩干燥物。习称"老芦荟"。

【效用】苦，寒。归肝、胃、大肠经。泻下通便，清肝泻火，杀虫疗疳。用于热结便秘；惊痫抽搐；小儿疳积；癣疮。

【用法】2～5g，宜入丸散。外用适量，研末敷患处。

（二）润下药

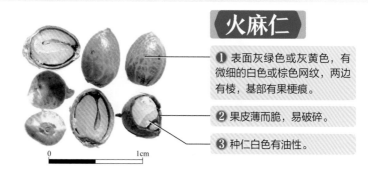

火麻仁

❶ 表面灰绿色或灰黄色，有微细的白色或棕色网纹，两边有棱，基部有果梗痕。

❷ 果皮薄而脆，易破碎。

❸ 种仁白色有油性。

0   1cm

【来源】桑科植物大麻的干燥成熟种子。

【效用】甘，平。归脾、胃、大肠经。润肠通便。用于血虚津亏，肠燥便秘。

【用法】煎服，10 ～ 15g。

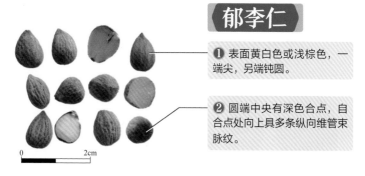

郁李仁

❶ 表面黄白色或浅棕色，一端尖，另端钝圆。

❷ 圆端中央有深色合点，自合点处向上具多条纵向维管束脉纹。

0   2cm

【来源】蔷薇科植物欧李、郁李或长柄扁桃的干燥成熟种子。

【效用】辛、苦、甘，平。归脾、大肠、小肠经。润肠通便，下气利水。用于津枯肠燥，食积气滞，腹胀便秘；水肿，脚气浮肿，小便不利。

【用法】煎服，6 ～ 10g。

松子仁

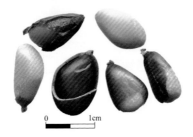

0　　　1cm

【来源】松科乔木红松等的种仁。

【效用】甘，温。归大肠、肺经。润肠通便，润肺止咳。用于肠燥便秘；肺燥干咳。

【用法】煎服，5～10g。

（三）峻下逐水药

甘遂

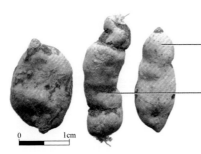

❶ 呈椭圆形、长圆柱形或连珠形。

❷ 表面类白色或黄白色，凹陷处有棕色外皮残留。

❸ 气微，有毒勿尝。

0　　　1cm

【来源】大戟科植物甘遂的干燥块根。

【效用】苦，寒；有毒。归肺、肾、大肠经。泻水逐饮，消肿散结。用于水肿胀满，胸腹积水，痰饮积聚，气逆咳喘，二便不利；风痰癫痫，痈肿疮毒。

【用法】0.5～1.5g。炮制后多入丸散用。外用适量，生用。

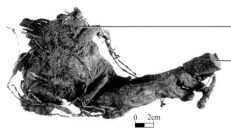

京大戟

❶ 呈不整齐的长圆锥形，略弯曲，常有分枝。

❷ 质坚硬，不易折断，断面类白色或淡黄色，纤维性。

❸ 气微，有毒，勿尝。

0　2cm

【来源】大戟科植物大戟的干燥根。

【效用】苦，寒；有毒。归肺、脾、肾经。泻水逐饮，消肿散结。用于水肿胀满，胸腹积水，痰饮积聚，气逆咳喘，二便不利；痈肿疮毒，瘰疬痰核。

【用法】煎服，1.5～3g；入丸散服，每次1g；内服醋炙用，以降低毒性。外用适量，生用。

红大戟

❶ 表面红褐色或红棕色，粗糙，有扭曲的纵皱纹。上端常有细小的茎痕。

❷ 质坚实，断面皮部红褐色，木部棕黄色。

0　2cm

【来源】茜草科植物红大戟的干燥根。

【效用】苦，寒，有小毒。归肺、脾、肾经。泻水逐饮，消肿散结。用于水肿胀满，胸腹积水，痰饮积聚，气逆咳喘，二便不利，痈肿疮毒，瘰疬痰核。

【用法】煎服，1.5～3g；丸入散服，每次1g；内服醋炙用，以降低毒性。外用适量，生用。

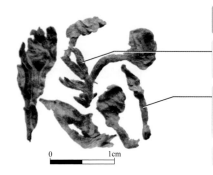

芫花

① 花蕾常 3 ~ 7 朵簇生于短花轴上。

② 单个花蕾呈棒槌状，多弯曲，花被筒表面淡紫色或灰绿色，密被短柔毛。

③ 有毒。

0　　　　1cm

【来源】瑞香科植物芫花的干燥花蕾。

【效用】苦、辛，温；有毒。归肺、脾、肾经。泻水逐饮，祛痰止咳；外用杀虫疗疮。用于水肿胀满，胸腹积水，痰饮积聚，气逆咳喘，二便不利；疥癣秃疮，痈肿，冻疮。

【用法】煎服，1.5 ~ 3g；研末吞服，1 次 0.6 ~ 0.9g，1 日 1 次；内服醋炙用，以减低毒性。外用适量，生用。

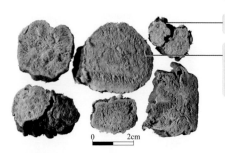

狼毒

① 表面棕褐色，体轻质松而韧。

② 断面皮甚薄，木质部具黄色环纹 2 ~ 3 轮及黄色星点，皮层多绵毛状纤维。

0　　　　2cm

【来源】瑞香科植物瑞香狼毒的根。

【效用】苦、辛，平；有毒。归肺、脾、肝经。泻水逐饮，破积杀虫。用于水肿腹胀，痰食虫积，心腹疼痛，癥瘕积聚，结核、疥癣。

【用法】煎服，1 ~ 3g，或入丸、散。

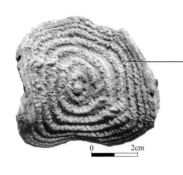

商陆

❶ 横切面浅黄棕色或黄白色，有数个突起的同心性环轮。

❷ 有毒，勿尝。

【来源】商陆科植物商陆或垂序商陆的干燥根。

【效用】苦，寒；有毒。归肺、脾、肾、大肠经。逐水消肿，通利二便；外用解毒散结。用于水肿胀满，二便不利；痈肿疮毒。

【用法】煎服，3～9g。外用适量，煎汤熏洗。

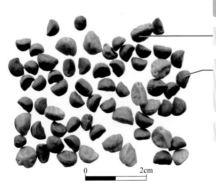

牵牛子

❶ 种子似橘瓣状。

❷ 表面灰黑色或淡黄白色，背面有一条浅纵沟，腹面棱线的下端有一点状种脐，微凹。

❸ 气微，味辛、苦。

【来源】旋花科植物裂叶牵牛或圆叶牵牛的干燥成熟种子。

【效用】苦，寒；有毒。归肺、肾、大肠经。泻水通便，消痰涤饮，杀虫攻积。用于水肿胀满，二便不通；痰饮积聚，气逆喘咳；虫积腹痛。

【用法】煎服，3～6g。入丸散服，每次1.5～3g。

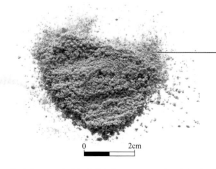

巴豆霜

粒度均匀、疏松的淡黄色粉末，显油性。

0　　　　　2cm

【来源】大戟科植物巴豆干净种仁的炮制加工品。

【效用】辛，热；有大毒。归胃、大肠经。峻下冷积，逐水退肿，豁痰利咽；外用蚀疮。用于寒积便秘；小儿乳食停积；腹水臌胀，二便不通；喉风，喉痹；痈肿脓成未溃，疥癣恶疮，疣痣。

【用法】0.1～0.3g，多入丸散用。外用适量。

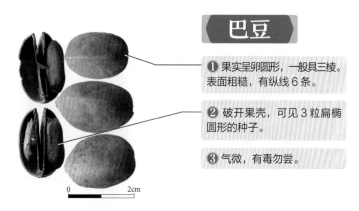

巴豆

❶ 果实呈卵圆形，一般具三棱。表面粗糙，有纵线6条。

❷ 破开果壳，可见3粒扁椭圆形的种子。

❸ 气微，有毒勿尝。

0　　　　　2cm

【来源】大戟科植物巴豆的干燥成熟果实。

【效用】辛，热；有大毒。归胃、大肠经。外用蚀疮。用于恶疮疥癣，疣痣。

【用法】外用适量，研末涂患处，或捣烂以纱布包擦患处。

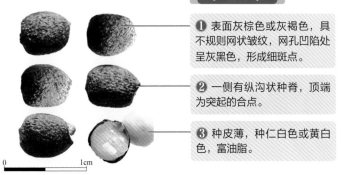

千金子

❶ 表面灰棕色或灰褐色，具不规则网状皱纹，网孔凹陷处呈灰黑色，形成细斑点。

❷ 一侧有纵沟状种脊，顶端为突起的合点。

❸ 种皮薄，种仁白色或黄白色，富油脂。

【来源】大戟科植物续随子的干燥成熟种子。

【效用】辛，温；有毒。归肝、肾、大肠经。泻下逐水，破血消癥；外用疗癣蚀疣。用于二便不通，水肿，痰饮，积滞胀满；血瘀经闭，癥瘕；顽癣，赘疣。

【用法】生千金子，1～2g，去壳、去油用，多入丸散服；外用适量，捣烂敷患处。千金子霜 0.5～1g，多入丸散服；外用适量。

易混淆药物鉴别

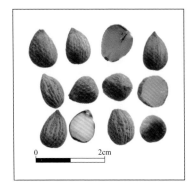

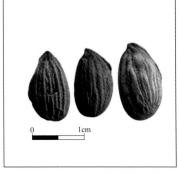

见第 057、152 页

四、祛风湿药

（一）祛风寒湿药

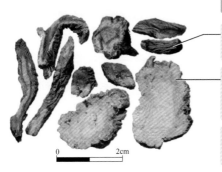

独活

① 外皮灰褐色或棕褐色，具纵皱纹和细根痕。

② 切断面皮部有多数散在的棕色油点，木部灰黄色至黄棕色，形成层环棕色。

③ 有特异香气，味苦、辛、微麻舌。

0　　　2cm

【来源】伞形科植物重齿毛当归的干燥根。

【效用】辛、苦，微温。归肾、膀胱经。祛风除湿，通痹止痛，解表。用于风寒湿痹，腰膝疼痛；风寒挟湿头痛；少阴伏风头痛。

【用法】煎服，3～10g。外用适量。

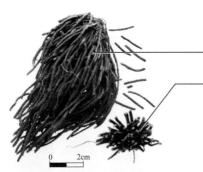

威灵仙

① 根茎下侧着生多数细根。

② 根硬脆，易折断。断面皮部较广，木部淡黄色，略呈方形或近圆形，皮部与木部间常有裂隙。

0　　　2cm

【来源】毛茛科植物威灵仙、棉团铁线莲或东北铁线莲的干燥根及根茎。

【效用】辛、咸，温。归膀胱经。祛风湿，通经络，止痛，消骨鲠。用于风湿痹痛，骨鲠咽喉。

【用法】煎服，6～10g。消骨鲠可用30～50g。

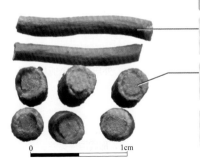

徐长卿

1 表面淡黄白色至淡棕黄色，具微细的纵皱纹。

2 断面皮部粉性，黄白色，形成层环淡黄色。

3 有类似牡丹皮样的香气，味微辛凉。

0 _____ 1cm

【来源】萝藦科植物徐长卿的干燥根或根茎。

【效用】辛，温。归肝、胃经。祛风除湿，止痛，止痒。用于风湿痹痛；胃痛胀满，牙痛，腰痛，跌仆伤痛，痛经；风疹湿疹。

【用法】煎服，3～12g，后下。

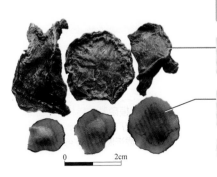

川乌

1 表面皱缩，有小瘤状侧根及子根脱离后的痕迹。

2 断面类白色或浅灰黄色，形成层多角形。

3 气微，味辛辣、麻舌。

0 _____ 2cm

【来源】毛茛科植物乌头的干燥母根。

【效用】辛、苦，热。归心、肝、肾、脾经。生川乌有大毒，制川乌有毒。祛风除湿，温经止痛。用于风寒湿痹，关节疼痛；心腹冷痛，寒疝作痛；跌仆伤痛，麻醉止痛。

【用法】制川乌煎服，1.5～3g，宜先煎、久煎。生品宜外用，适量。

草乌

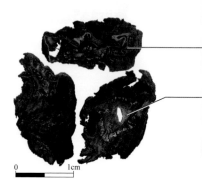

❶ 质硬，断面灰白色或暗灰色，有裂隙。

❷ 形成层环纹多角形或类圆形，髓部较大或中空。

❸ 气微，味辛辣、麻舌。

【来源】毛茛科植物北乌头的干燥根。

【效用】辛、苦，热；有大毒。归心、肝、肾、脾经。祛风除湿，温经止痛。用于风寒湿痹，关节疼痛，心腹冷痛，寒疝作痛及麻醉止痛。

【用法】一般炮制后用。

蕲蛇

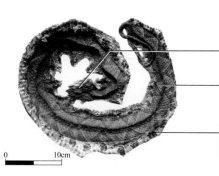

❶ 吻端向上，称"翘鼻头"。

❷ 背部"V"形斑纹17～25个，称"方胜纹"。

❸ 腹部有黑色类圆形的斑点，习称"念珠斑"。

【来源】蝰科动物五步蛇的干燥体。

【效用】甘、咸，温；有毒。归肝经。祛风，通络，止痉。用于风湿顽痹，麻木拘挛；中风口眼㖞斜，半身不遂；小儿惊风，破伤风，抽搐痉挛；麻风，疥癣。

【用法】煎服，3～9g；研末吞服，一次1～1.5g，一日2～3次。或酒浸、熬膏，或入丸、散服。

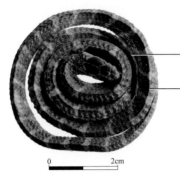

金钱白花蛇

❶ 白色环纹 45 ~ 58 个。

❷ 背正中明显突起一条脊棱，脊鳞扩大呈六角形，背鳞细密，通身 15 行，尾下鳞单行。

0   2cm

【来源】眼镜蛇科动物银环蛇的幼蛇干燥体。

【效用】甘、咸，温；有毒。归肝经。祛风，通络，止痉。用于风湿顽痹，麻木拘挛，中风口眼㖞斜，半身不遂，抽搐痉挛，破伤风，麻风，疥癣。

【用法】煎服，2 ~ 5g。研粉吞服，1 ~ 1.5g。

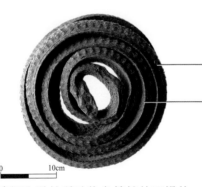

乌梢蛇

❶ 表面密被菱形鳞片。

❷ 背鳞行数成双，背中央 2 ~ 4 行鳞片强烈起棱，形成两条纵贯全体的黑线。

0   10cm

【来源】游蛇科动物乌梢蛇的干燥体。

【效用】甘，平。归肝经。祛风，通络，止痉。用于风湿顽痹，麻木拘挛；中风口眼㖞斜，半身不遂；小儿惊风，破伤风，痉挛抽搐；麻风，疥癣。

【用法】煎服，6 ~ 12g；研末，每次 2 ~ 3g；或入丸剂、酒浸服。外用适量。

蛇蜕

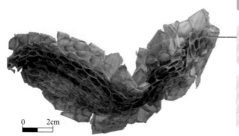

❶ 呈圆筒形，多压扁而皱缩，完整者形似蛇。

❷ 体轻，质微韧，手捏有润滑感和弹性，轻轻搓揉，沙沙作响。

0 2cm

【来源】游蛇科动物黑眉锦蛇、锦蛇或乌梢蛇等蜕下的干燥表皮膜。

【效用】咸、甘，平。归肝经。祛风，定惊，退翳，解毒。用于小儿惊风，抽搐痉挛，翳障，喉痹，疔肿，皮肤瘙痒。

【用法】煎服，2～3g；研末吞服，每次0.3～0.6g。外用适量。

木瓜

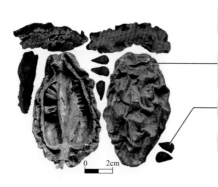

❶ 外表面紫红色或红棕色，有不规则的深皱纹。

❷ 种子扁长三角形，多脱落。

❸ 味酸。

0 2cm

【来源】蔷薇科植物贴梗海棠的干燥近成熟果实。

【效用】酸，温。归肝、脾经。舒筋活络，和胃化湿。用于湿痹拘挛，腰膝关节酸重疼痛；脚气浮肿；暑湿吐泻，转筋挛痛。

【用法】煎服，6～9g。

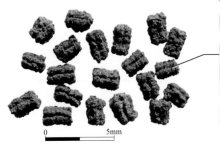

蚕沙

❶ 呈颗粒状六棱形。

❷ 表面灰黑色或黑绿色，粗糙，有6条明显的纵沟及横向浅沟纹。

❸ 气微，味淡。

【来源】蚕蛾科昆虫家蚕的干燥粪便。

【效用】辛、甘，温。归肝、脾、胃经。祛风除湿，和胃化湿。用于风湿痹证；吐泻转筋；风疹湿疹瘙痒。

【用法】煎服，5～15g；宜布包入煎。外用适量。

伸筋草

❶ 茎呈细圆柱形节段，直径1～3mm。

❷ 表面密生针形叶，长3～5mm，黄绿色至淡黄棕色。

❸ 气微，味淡。

【来源】石松科植物石松的干燥全草。

【效用】微苦、辛，温。归肝、脾、肾经。祛风除湿，舒筋活络。用于风寒湿痹，关节酸痛，屈伸不利；跌打损伤。

【用法】煎服，3～12g。外用适量。

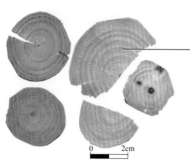

油松节

❶ 横切面淡棕色，心材色稍深，可见有同心环纹，有时可见散在棕色小孔状树脂道，显油性。

❷ 有松树油香气，味微苦辛。

0　2cm

【来源】松科植物油松或马尾松的干燥瘤状节或分枝节。

【效用】苦、辛，温。归肝、肾经。祛风除湿，通络止痛。用于风寒湿痹，历节风痛，转筋挛急；跌打伤痛。

【用法】煎服，9～15g。外用适量。

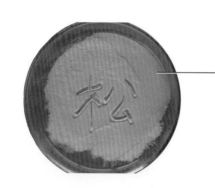

松花粉

❶ 淡黄色的细粉。体轻，易飞扬，手捻有滑润感。

❷ 气微，味淡。

【来源】松科植物马尾松、油松或同属数种植物的干燥花粉。

【效用】甘，温。归肝、脾经。收敛止血，燥湿敛疮。用于外伤出血，湿疹，黄水疮，皮肤糜烂，脓水淋漓。

【用法】外用适量，撒敷患处。

海风藤

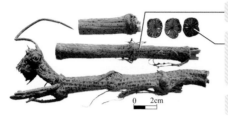

❶ 节部膨大，上生不定根。

❷ 断面皮部窄，木部宽广，中心有灰褐色圈，其中常有小点。

❸ 有胡椒样香气。

【来源】胡椒科植物风藤的干燥藤茎。

【效用】辛、苦，微温。归肝经。祛风湿，通经络，止痹痛。用于风寒湿痹，肢节疼痛，筋脉拘挛，屈伸不利；跌打损伤。

【用法】煎服，6～12g。外用适量。

青风藤

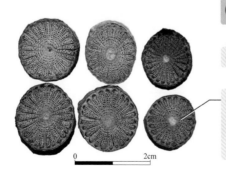

❶ 体轻，质硬而脆，易折断。

❷ 断面不平坦，灰黄色或淡灰棕色，皮部窄，木部射线呈放射状排列，髓部淡黄白色或黄棕色。

【来源】防己科植物青藤及毛青藤的干燥藤茎。

【效用】苦、辛，平。归肝、脾经。祛风湿，通经络，利小便。用于风湿痹痛，关节肿胀，麻木不仁，皮肤瘙痒；水肿，脚气肿痛。

【用法】煎服，6～12g。外用适量。

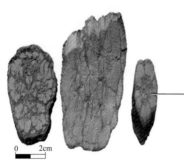

丁公藤

❶ 质坚硬，纤维较多，不易折断。

❷ 切面椭圆形，黄褐色或浅黄棕色，异型维管束呈花朵状或块状，木质部导管呈点状。

【来源】旋花科植物丁公藤或光叶丁公藤的干燥藤茎。

【效用】辛，温；有小毒。归肝、脾、胃经。祛风除湿，消肿止痛。用于风湿痹痛，半身不遂；跌仆肿痛。

【用法】3～6g，用于配制酒剂，内服或外搽。

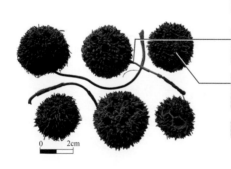

路路通

❶ 呈球形，直径2～3cm。基部有果梗。

❷ 表面灰棕色或棕褐色，有多数尖刺及孔洞。

❸ 体轻，质硬，不易破开。

【来源】金缕梅科植物枫香树的干燥成熟果序。

【效用】苦，平。归肝、肾经。祛风活络，利水，通经。用于风湿痹痛，麻木拘挛，中风半身不遂；水肿胀满；跌打损伤；经行不畅经闭；乳少，乳汁不通。

【用法】煎服，5～10g。外用适量。

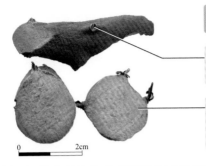

穿山龙

❶ 表面有不规则纵沟、刺状残根及偏于一侧的突起茎痕。

❷ 质坚硬，断面平坦，白色或黄白色，散有淡棕色维管束小点。

0 ——— 2cm

【来源】薯蓣科植物穿龙薯蓣的干燥根茎。

【效用】甘、苦，温。归肝、肾、肺经。祛风除湿，舒筋通络，活血止痛，止咳平喘。用于风湿痹病，关节肿胀，疼痛麻木；跌仆损伤，闪腰岔气；咳嗽气喘。

【用法】煎服，9～15g；也可制成酒剂用。

（二）祛风湿热药

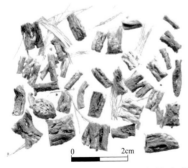

秦艽

❶ 表面有纵向或扭曲的纵皱纹，常见残留黑色外皮。

❷ 断面皮部黄色或棕黄色，木部黄色。

❸ 气特异，味苦、微涩。

0 ——— 2cm

【来源】龙胆科植物秦艽、麻花秦艽、粗茎秦艽或小秦艽的干燥根。

【效用】辛、苦，平。归胃、肝、胆经。祛风湿，清湿热，舒筋骨，止痹痛，退虚热。用于风湿痹证，筋脉拘挛，骨节酸痛；中风半身不遂；湿热黄疸；骨蒸潮热，小儿疳积发热。

【用法】煎服，3～10g。

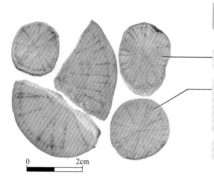

防己

❶ 呈类圆形片、半圆形片。

❷ 断面白色，粉性，靠外侧有形成层环，环里面有排列稀疏的断续的放射状纹理。

❸ 气微，味苦。

0   2cm

【来源】防己科植物粉防己的干燥根。习称"汉防己"。

【效用】苦，寒。归膀胱、肺经。祛风湿，止痛，利水消肿。用于风湿痹痛；水肿，脚气肿痛，小便不利；湿疹疮毒。

【用法】煎服，5～10g。

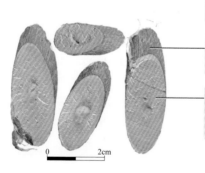

桑枝

❶ 外皮有多数黄褐色点状皮孔及细纵纹。

❷ 切断面皮部较薄，木部黄白色，有细密均匀的放射状纹理，髓部白色或黄白色。

0   2cm

【来源】桑科植物桑的干燥嫩枝。

【效用】微苦，平。归肝经。祛风湿，利关节。用于风湿痹证，肩臂、关节酸痛麻木。

【用法】煎服，9～15g。外用适量。

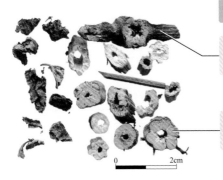

豨莶草

❶ 茎呈六棱形或类方形节段，被灰色柔毛。

❷ 切断面外层湿润后有明显的放射纹理，内层白色，中空。

0   2cm

【来源】菊科植物豨莶、腺梗豨莶或毛梗豨莶的干燥地上部分。

【效用】辛、苦，寒。归肝、肾经。祛风湿，利关节，解毒。用于风湿痹痛，筋骨无力，腰膝酸软，四肢麻木；中风半身不遂；风疹，湿疹，痈肿疮毒。

【用法】煎服，9～12g。

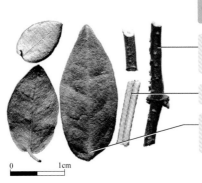

络石藤

❶ 表面有细纵纹和多数细小突起的棕色皮孔。

❷ 断面淡黄白色，常中空。

❸ 叶具短柄，展平后呈卵形或椭圆形，全缘，革质。

0   1cm

【来源】夹竹桃科植物络石的干燥带叶藤茎。

【效用】苦，微寒。归心、肝、肾经。祛风通络，凉血消肿。用于风湿热痹，筋脉拘挛，腰膝酸痛；喉痹，痈肿；跌仆损伤。

【用法】煎服，6～12g。

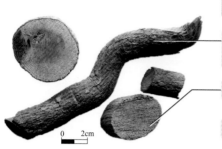

雷公藤

① 表皮土黄色至黄棕色，外层粗皮脱落处显橙黄色。

② 横切面木部密布针眼状孔洞。

③ 有大毒。

【来源】卫矛科植物雷公藤的干燥根或根的木质部。

【效用】苦、辛，寒；有大毒。归肝、肾经。祛风除湿，活血通络，消肿止痛，杀虫解毒。用于风湿顽痹；麻风病，顽癣，湿疹，疥疮。

【用法】煎服，1～3g，先煎。

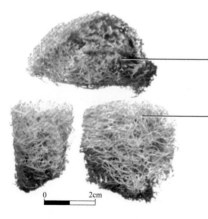

丝瓜络

① 为细丝交织而成的网状，直径7～10cm。

② 淡黄白色，体轻，质韧，有弹性。

③ 气微，味淡。

【来源】葫芦科植物丝瓜的干燥成熟果实的维管束。

【效用】甘，平。归肺、胃、肝经。祛风，通络，活血，下乳。用于风湿痹痛，筋脉拘挛；胸胁胀痛；乳汁不通，乳痈肿痛。

【用法】煎服，5～12g，外用适量。

老鹳草

长嘴老鹳草

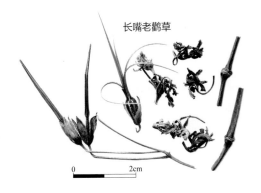

果实长圆形。宿存花柱形似鹳喙，裂成5瓣，呈螺旋形卷曲。

0   2cm

短嘴老鹳草

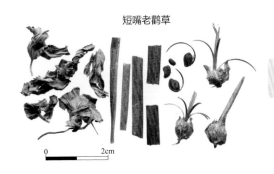

果实球形。花柱卷曲呈伞形。

0   2cm

【来源】牻牛儿苗科植物牻牛儿苗、老鹳草或野老鹳草的干燥地上部分，前者习称"长嘴老鹳草"，后两者习称"短嘴老鹳草"。

【效用】辛、苦，平。归肝、肾、脾经。祛风湿，通经络，止泻痢，清热解毒。用于风湿痹痛，麻木拘挛，筋骨酸痛；泄泻痢疾；疮疡。

【用法】煎服，9～15g；或熬膏、酒浸服。外用适量。

（三）祛风湿强筋骨药

五加皮

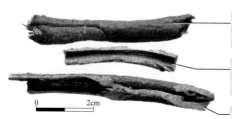

① 外表面灰褐色，有稍扭曲的细纵纹及横长皮孔。

② 内表面淡黄色或灰黄色，有细纵纹。

③ 断面不整齐，灰白色。

0   2cm

【来源】五加科植物细柱五加的干燥根皮。

【效用】辛、苦，温。归肝、肾经。祛风除湿，补益肝肾，强筋壮骨，利水消肿。用于风湿痹病；筋骨痿软，小儿行迟，体虚乏力；水肿，脚气肿痛。

【用法】煎服，5～10g；或酒浸、入丸散服。

桑寄生

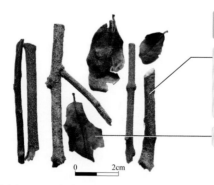

① 表面红褐色或灰褐色，有细纵纹和多数细小突起的棕色皮孔，嫩枝有的可见棕褐色茸毛。

② 叶具短柄，全缘，革质。

0   2cm

【来源】桑寄生科植物桑寄生的干燥带叶茎枝。

【效用】苦、甘，平。归肝、肾经。祛风湿，补肝肾，强筋骨，安胎元。用于风湿痹痛，腰膝酸软，筋骨无力；崩漏经多，妊娠漏血，胎动不安；头晕目眩。

【用法】煎服，9～15g。

狗脊

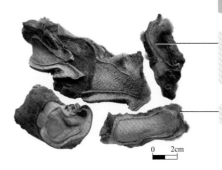

❶ 切断面浅棕色，较平滑，近边缘1～4mm处有1条棕黄色隆起的木质部环纹或条纹。

❷ 外皮偶有金黄色绒毛残留。

0   2cm

【来源】蚌壳蕨科植物金毛狗脊的干燥根茎。

【效用】苦、甘，温。归肝、肾经。祛风湿，补肝肾，强腰膝。用于风湿痹痛；腰膝酸软，下肢无力；肾虚不固，遗尿尿频，带下清稀。

【用法】煎服，6～12g。

千年健

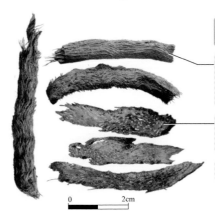

❶ 外皮黄棕色至红棕色，可见多数扭曲的纵沟纹、圆形根痕及黄色针状纤维束。

❷ 切面红褐色，黄色针状纤维束多而明显。

❸ 气香，味辛、微苦。

0   2cm

【来源】天南星科植物千年健的干燥根茎。

【效用】苦、辛，温。归肝、肾经。祛风湿，强筋骨。用于风寒湿痹，腰膝冷痛，拘挛麻木，筋骨痿软。

【用法】煎服，5～10g。

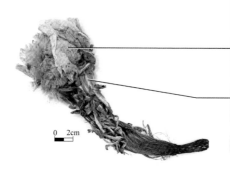

天山雪莲

❶ 头状花序顶生，10 ~ 42 个密集成圆球形，无梗。

❷ 总苞片 3 ~ 4 层，披针形，等长。

❸ 茎生叶密集排列，无柄。

【来源】菊科植物天山雪莲的干燥地上部分。

【效用】微苦，温。温肾助阳，祛风胜湿，通经活血。用于风寒湿痹痛、类风湿关节炎，小腹冷痛，月经不调。

【用法】煎服，3 ~ 6g；水煎或酒浸服。外用适量。

易混淆药物鉴别

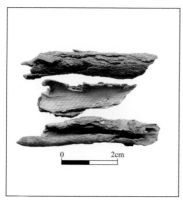

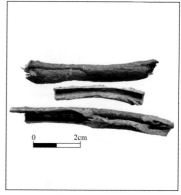

见第 053、078 页

五、化湿药

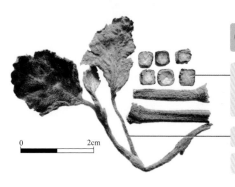

广藿香

❶ 茎略呈方柱形，直径2～7mm；外表面被柔毛；断面中部有髓。

❷ 叶片、叶柄均被灰白色茸毛。

❸ 气香特异，味微苦。

【来源】唇形科植物广藿香的干燥地上部分。

【效用】辛，微温。归脾、胃、肺经。芳香化湿，和中止呕，发表解暑。用于湿浊中阻，脘腹痞闷；呕吐；暑湿表证，湿温初起，发热倦怠，胸闷不舒；寒湿闭暑，腹痛吐泻。

【用法】煎服，3～10g。

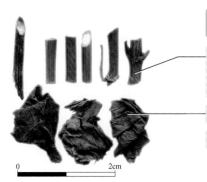

佩兰

❶ 外表面黄棕色或黄绿色，有的带紫色，有明显的节及纵棱线。

❷ 叶片绿褐色，边缘有锯齿。

❸ 气芳香，味微苦。

【来源】菊科植物佩兰的干燥地上部分。

【效用】辛，平。归脾、胃、肺经。芳香化湿，醒脾开胃，发表解暑。用于湿浊中阻，脘痞呕恶；脾经湿热，口中甜腻，口臭，多涎；暑湿表证，湿温初起，发热倦怠，胸闷不舒。

【用法】煎服，3～10g。

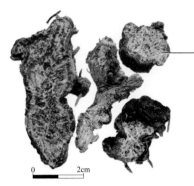

苍术

❶ 断面黄白色或灰白色，散有多数橙黄色或棕红色油室（习称"朱砂点"）。

❷ 气香特异，味微甘、辛、苦。

【来源】菊科植物茅苍术或北苍术的干燥根茎。

【效用】辛、苦，温。归脾、胃、肝经。燥湿健脾，祛风散寒，明目。用于湿阻中焦，脘腹胀满，泄泻，水肿；风湿痹痛，脚气痿躄；风寒感冒；夜盲，眼目昏涩。

【用法】煎服，3～9g。

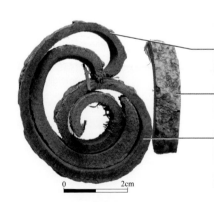

厚朴

❶ 为树皮切成的条，弯曲，有的盘卷成蚊香状。

❷ 外皮灰棕色或灰褐色，多见椭圆形皮孔和纵皱纹。

❸ 折断面颗粒性，有油性，有的可见多数小亮星。

❹ 气香，味辛辣、微苦。

【来源】木兰科植物厚朴或凹叶厚朴的干燥干皮、根皮及枝皮。

【效用】苦、辛，温。归脾、胃、肺、大肠经。燥湿，行气，消积，消痰平喘。用于湿滞伤中，脘痞吐泻；食积气滞，腹胀便秘；痰饮喘咳。

【用法】煎服，3～10g。

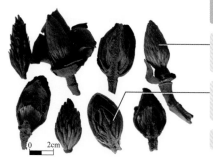

厚朴花

❶ 呈长圆锥形，红棕色至棕褐色。

❷ 花瓣未开者层层覆盖；花药条形。

❸ 气香，味淡。

【来源】木兰科植物厚朴或凹叶厚朴的干燥花蕾。

【效用】苦，微温。归脾、胃经。芳香化湿，理气宽中。用于脾胃湿阻气滞，胸脘痞闷胀满，纳谷不香。

【用法】煎服，3 ～ 9g。

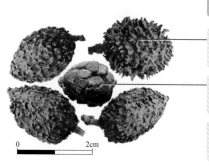

砂仁

❶ 表面棕褐色，密生刺状突起，一端带有果梗。

❷ 剥去果皮可见种子集结成团，具三钝棱。

❸ 气芳香而浓烈，味辛凉、微苦。

【来源】姜科植物阳春砂、绿壳砂或海南砂的干燥成熟果实。

【效用】辛，温。归脾、胃、肾经。化湿开胃，温脾止泻，理气安胎。用于湿浊中阻，脾胃气滞，脘痞不饥；脾胃虚寒，呕吐泄泻；妊娠恶阻，胎动不安。

【用法】煎服，3 ～ 6g，后下。

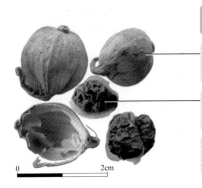

豆蔻

❶ 表面黄白色至淡黄棕色，有 3 条较深的纵向槽纹。

❷ 内分 3 室，每室含种子约 10 粒。

❸ 种子气芳香，味辛凉略似樟脑。

0   2cm

【来源】姜科植物白豆蔻或爪哇白豆蔻的干燥成熟果实。

【效用】辛，温。归肺、脾、胃经。化湿行气，温中止呕，开胃消食。用于湿浊中阻，脾胃气滞，不思饮食，胸腹胀痛，食积不消；湿温初起，胸闷不饥；寒湿呕逆。

【用法】煎服，3～6g，后下。

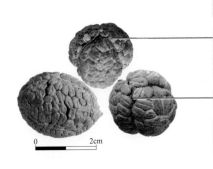

草豆蔻

❶ 类球形的种子团，隔膜将种子团分成 3 瓣，每瓣种子多数。

❷ 种子外表面有一条纵沟。

❸ 有浓烈特异香气，味辛辣、微苦。

0   2cm

【来源】姜科植物草豆蔻的干燥近成熟种子。

【效用】辛，温。归脾、胃经。燥湿行气，温中止呕。用于寒湿内阻，脾胃气滞，脘腹胀满冷痛，不思饮食；嗳气呕逆。

【用法】煎服，3～6g。

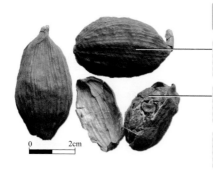

草果

❶ 表面灰棕色至红棕色，具纵沟及棱线。

❷ 种子呈圆锥状多面体，外表面有一凹窝。

❸ 有浓烈特异香气，味辛、微苦。

【来源】姜科植物草果的干燥成熟果实。

【效用】辛，温。归脾、胃经。燥湿温中，截疟除痰。用于寒湿内阻，脘腹胀痛，痞满呕吐；疟疾寒热，瘟疫发热。

【用法】煎服，3～6g。

易混淆药物鉴别

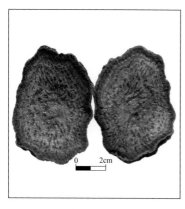

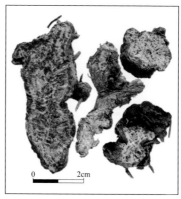

见第 055、082 页

六、利水渗湿药

（一）利水消肿药

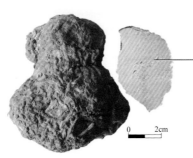

茯苓

❶ 断面白色，偶见淡红色或淡棕色。

❷ 气微，味淡，嚼之黏牙。

【来源】多孔菌科真菌茯苓的干燥菌核。

【效用】甘、淡，平。归心、肺、脾、肾经。利水渗湿，健脾，宁心安神。用于水肿尿少；痰饮眩悸；脾虚食少，便溏泄泻；心神不安，惊悸失眠。

【用法】煎服，10～15g。

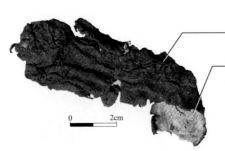

茯苓皮

❶ 外表面有疣状突起。

❷ 内表面淡棕色并常带有白色或淡红色的皮下部分，质较松软，略具弹性。

❸ 气微、味淡，嚼之黏牙。

【来源】多孔菌科真菌茯苓菌核的干燥外皮。

【效用】甘、淡，平。归心、肺、脾、肾经。利水消肿。用于水肿，小便不利。

【用法】煎服，15～30g。

茯神

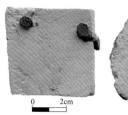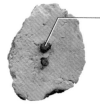

❶ 呈方形或长方形，质坚实，颗粒性，断面有棕黄色松枝或松根，有圈状纹理（年轮）。

❷ 微带松节油气，味淡，嚼之黏牙。

【来源】多孔菌科真菌茯苓的干燥菌核中间包有松枝或松根的部分。

【效用】甘、淡，平。归心、肺、脾、肾经。宁心安神。用于心神不安，惊悸，健忘，失眠。

【用法】煎服，9～15g。

薏苡仁

❶ 一端钝圆，另端较宽而微凹，有一淡棕色点状种脐。

❷ 背面圆凸，腹面有1条较宽而深的纵沟。

❸ 质坚实，断面白色，粉性。

【来源】禾本科植物薏苡的干燥成熟种仁。

【效用】甘、淡，凉。归脾、胃、肺经。利水渗湿，健脾止泻，除痹，排脓，解毒散结。用于水肿，脚气浮肿，小便不利；脾虚泄泻；湿痹拘挛；肺痈，肠痈；赘疣，癌肿。

【用法】煎服，9～30g。

猪苓

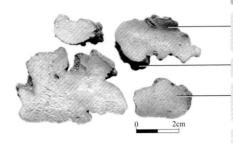

❶ 呈不规则块状，边缘不整齐，大小不一。

❷ 表面黑色、灰黑色或棕黑色。

❸ 切断面致密，类白色或黄白色。

❹ 气微，味淡。

0   2cm

【来源】多孔菌科真菌猪苓的干燥菌核。

【效用】甘、淡，平。归肾、膀胱经。利水渗湿。用于水肿，小便不利，泄泻，淋浊，带下。

【用法】煎服，6～12g。

泽泻

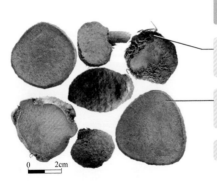

❶ 外皮黄白色或淡黄棕色，有多数细小突起的须根痕。

❷ 断面黄白色，粉性，有多数细孔。

❸ 气微，味微苦。

0   2cm

【来源】泽泻科植物泽泻的干燥块茎。

【效用】甘、淡，寒。归肾、膀胱经。利水渗湿，泄热，化浊降脂。用于水肿胀满，小便不利，泄泻尿少，痰饮眩晕；热淋涩痛，遗精；高脂血症。

【用法】煎服，6～10g。

冬瓜皮

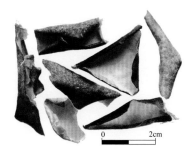

0 2cm

【来源】葫芦科植物冬瓜的干燥外层果皮。

【效用】甘，凉。归脾、小肠经。利尿消肿，清热解暑。用于水肿胀满，小便不利；暑热口渴，小便短赤。

【用法】煎服，9～30g。

冬瓜子

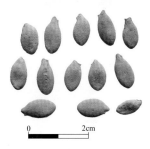

0 2cm

【来源】葫芦科植物冬瓜的干燥种子。

【效用】甘，微寒。归肺、脾、小肠经。清热化痰，排脓，利湿。用于痰热咳嗽，肺痈，肠痈，带下，白浊。

【用法】煎服，9～30g。

玉米须

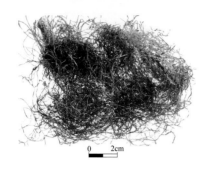

0   2cm

【来源】禾本科植物玉蜀黍的干燥花柱和柱头。

【效用】甘、平。归膀胱、肝、胆经。利水消肿，利湿退黄。用于水肿；黄疸。

【用法】煎服，15～30g。

葫芦

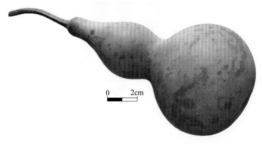

0   2cm

【来源】葫芦科植物瓢瓜的干燥果皮。

【效用】甘，平。归肺、肾经。利水消肿。用于水肿胀满；淋证。

【用法】煎服，15～30g。

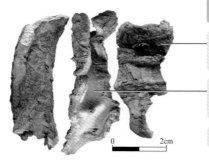

香加皮

❶ 外表面灰棕色或黄棕色，栓皮松软常呈鳞片状，易剥落。

❷ 内表面淡黄色或淡黄棕色，断面黄白色。

❸ 有特异香气，味苦。

0 2cm

【来源】萝藦科植物杠柳的干燥根皮。

【效用】辛、苦，温；有毒。归肝、肾、心经。利水消肿，祛风湿，强筋骨。用于下肢浮肿，心悸气短；风寒湿痹，腰膝酸软。

【用法】煎服，3～6g。

枳椇子

❶ 呈扁圆形，有光泽。

❷ 顶端有微凸的合点，基部凹陷处有点状种脐。

❸ 背面稍隆起，腹面有一条纵行隆起的种脊。

0 1cm

【来源】鼠李科植物枳椇的干燥成熟种子。

【效用】甘，平。归胃经。利水消肿，解酒毒。用于水肿；醉酒。

【用法】煎服，10～15g。

（二）利尿通淋药

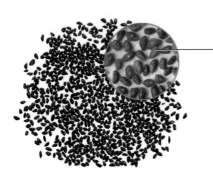

车前子

❶ 表面黄棕色至黑褐色，有细皱纹，一面有灰白色凹点状种脐。

❷ 质硬；用热水浸泡可溶出大量黏液。

❸ 气微，味淡。

【来源】车前科植物车前或平车前的干燥成熟种子。

【效用】甘，寒。归肝、肾、肺、小肠经。清热利尿通淋，渗湿止泻，明目，祛痰。用于热淋涩痛，水肿胀满；暑湿泄泻；目赤肿痛，目暗昏花；痰热咳嗽。

【用法】煎服 9～15g，宜包煎。

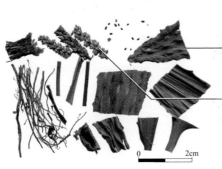

车前草

❶ 叶片皱缩，表面灰绿色或污绿色，具明显弧形脉 5～7 条。

❷ 穗状花序数条。

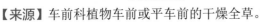

0　　　　2cm

【来源】车前科植物车前或平车前的干燥全草。

【效用】甘，寒。归肝、肾、肺、小肠经。清热利尿通淋，祛痰，凉血，解毒。用于热淋涩痛，水肿尿少，暑湿泄泻，痰热咳嗽，吐血衄血，痈肿疮毒。

【用法】煎服，9～30g。

滑石

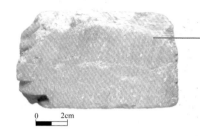

❶ 滑石块：有蜡样光泽，手摸有滑润感；质软，用指甲可刻下白色粉末。

❷ 滑石粉：为洁白滑腻的极细粉末，气微，无味。

【来源】硅酸盐类矿物滑石族滑石，
主含含水硅酸镁 $[Mg_3 \cdot (Si_4O_{10}) \cdot (OH)_2]$。

【效用】甘、淡，寒。归膀胱、肺、胃经。利尿通淋，清热解暑；外用祛湿敛疮。用于热淋，石淋，尿热涩痛；暑湿烦渴，湿温初起；湿热水泻；湿疮，湿疹，痱子。

【用法】煎服，10～20g；滑石块先煎，滑石粉包煎。外用适量。

木通

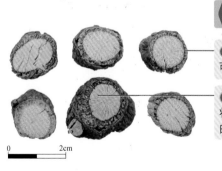

❶ 断面皮部较厚，黄棕色，可见淡黄色颗粒状小点。

❷ 木部黄白色，射线呈放射状排列，髓小或有时中空，黄白色或黄棕色。

【来源】木通科植物木通、三叶木通或白木通的干燥藤茎。

【效用】苦，寒。归心、小肠、膀胱经。利尿通淋，清心除烦，通经下乳。用于淋证，水肿；心烦尿赤，口舌生疮；经闭乳少，湿热痹痛。

【用法】煎服，3～6g。

川木通

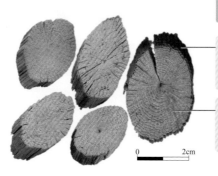

❶ 表面黄棕色或黄褐色，有纵向凹沟及棱线；外皮薄，易撕裂。

❷ 切断面有放射状纹理及裂隙，其间布满导管孔，髓部较小。

【来源】毛茛科植物小木通或绣球藤的干燥藤茎。

【效用】苦，寒。归心、小肠、膀胱经。利尿通淋，清心除烦，通经下乳。用于淋证，水肿，心烦尿赤，口舌生疮，经闭乳少，湿热痹痛。

【用法】煎服，3～6g。

通草

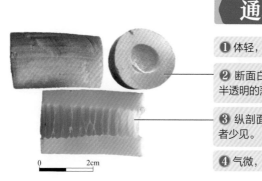

❶ 体轻，质松软，稍有弹性。

❷ 断面白色，中部有空心或半透明的薄膜。

❸ 纵剖面呈梯状排列，实心者少见。

❹ 气微，味淡。

【来源】五加科植物通脱木的干燥茎髓。

【效用】甘、淡，微寒。归肺、胃经。清热利尿，通气下乳。用于湿热淋证，水肿尿少；产后乳汁不下。

【用法】煎服，3～5g。

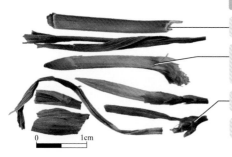

瞿麦

❶ 茎圆柱形，断面中空。

❷ 花萼筒状，苞片长约为萼筒的 1/4 或 1/2。

❸ 叶对生于节上，呈条形。

❹ 气微，味淡。

0 ___ 1cm

【来源】石竹科植物瞿麦或石竹的干燥地上部分。

【效用】苦，寒。归心、小肠经。利尿通淋，活血通经。用于热淋，血淋，石淋，小便不通，淋沥涩痛；瘀阻经闭，月经不调。

【用法】煎服，9～15g。

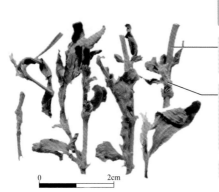

萹蓄

❶ 茎表面灰绿色或棕红色，有细密微突起的纵纹。

❷ 节部稍膨大，有浅棕色膜质的托叶鞘。叶互生，展平后呈披针形，两面均呈棕绿色或灰绿色。

❸ 气微，味微苦。

0 ___ 2cm

【来源】蓼科植物萹蓄的干燥地上部分。

【效用】苦，微寒。归膀胱经。利尿通淋，杀虫，止痒。用于热淋涩痛，小便短赤；虫积腹痛，皮肤湿疹，阴痒带下。

【用法】煎服，9～15g。外用适量，煎洗患处。

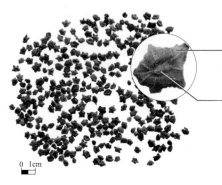

地肤子

❶ 呈扁球状五角星形,周围具膜质小翅5枚。

❷ 背面中心有果梗痕及放射状脉纹5～10条。

0 1cm

【来源】藜科植物地肤的干燥成熟果实。

【效用】辛、苦,寒。归肾、膀胱经。清热利湿,祛风止痒。用于小便不利,淋沥涩痛;阴痒带下,风疹,湿疹,皮肤瘙痒。

【用法】煎服,9～15g。外用适量,煎汤熏洗。

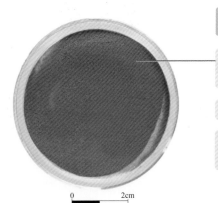

海金沙

❶ 体轻,手捻有光滑感,置手中易由指缝滑落。

❷ 气微,味淡。

❸ 取少量,撒于火上,即发出轻微爆鸣及明亮的火焰。

0 2cm

【来源】海金沙科植物海金沙的干燥成熟孢子。

【效用】甘、咸,寒。归膀胱、小肠经。清利湿热,通淋止痛。用于热淋,石淋,血淋,膏淋,尿道涩痛。

【用法】煎服,6～15g,包煎。

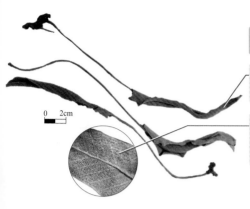

石韦

❶ 叶片上表面黄绿色或灰绿色，散布有黑色圆形小凹点。

❷ 下表面密生红棕色星状毛，有的侧脉间布满棕色圆点状的孢子囊群。

0 2cm

【来源】水龙骨科植物庐山石韦、石韦或有柄石韦的干燥叶。

【效用】甘、苦，微寒。归肺、膀胱经。利尿通淋，清肺止咳，凉血止血。用于热淋，血淋，石淋，小便不通，淋沥涩痛；肺热喘咳；血热出血。

【用法】煎服，6 ～ 12g。

冬葵子

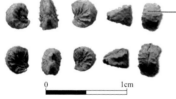

❶ 分果类扁圆形，表面黄白色或黄棕色，具隆起的环形细脉纹。

❷ 气微，味涩。

0 1cm

【来源】锦葵科植物冬葵的干燥成熟种子。

【效用】苦、涩，凉。归大肠、小肠、膀胱经。清热利尿，下乳，消痈。用于淋证，水肿，尿闭；乳汁不通，乳房胀痛；肠燥便秘。

【用法】煎服，3 ～ 9g。

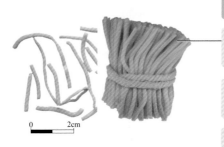

灯心草

❶ 呈细圆柱形，表面白色或淡黄白色，有细纵纹。

❷ 体轻，质软，略有弹性，易拉断，断面白色。

❸ 气微，无味。

0   2cm

【来源】灯心草科植物灯心草的干燥茎髓。

【效用】甘、淡，微寒。归心、肺、小肠经。利小便，清心火。用于热淋，尿少涩痛；心烦失眠，口舌生疮。

【用法】煎服，1～3g。

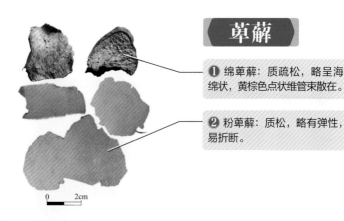

萆薢

❶ 绵萆薢：质疏松，略呈海绵状，黄棕色点状维管束散在。

❷ 粉萆薢：质松，略有弹性，易折断。

0   2cm

【来源】薯蓣科植物绵萆薢、福州薯蓣、粉背薯蓣的干燥根茎。前两种称绵萆薢，后一种称粉萆薢。

【效用】苦，平。入肾、胃经。利湿去浊，祛风除痹。用于膏淋，白浊，白带过多；风湿痹痛，关节不利，腰膝疼痛。

【用法】煎服，10～15g。

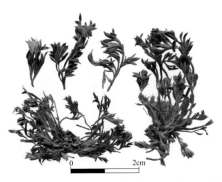

茵陈

❶ 全体密被白色茸毛，绵软如绒。

❷ 叶片多分裂，小裂片卵形或稍呈倒披针形、条形，先端锐尖。

❸ 气清香，味微苦。

【来源】菊科植物滨蒿或茵陈蒿的干燥地上部分。

【效用】苦、辛，微寒。归脾、胃、肝、胆经。清利湿热，利胆退黄。用于黄疸尿少；湿温暑湿；湿疮瘙痒。

【用法】煎服，6～15g。外用适量，煎汤熏洗。

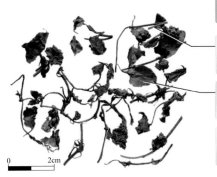

金钱草

❶ 茎扭曲，直径约1mm；断面实心。

❷ 叶对生，展平后呈宽卵形或心形。

❸ 用水浸后，对光透视可见黑色或褐色条纹。

【来源】报春花科植物过路黄的干燥全草。

【效用】甘、淡、咸，微寒。归肝、胆、肾、膀胱经。利湿退黄，利尿通淋，解毒消肿。用于湿热黄疸，胆胀胁痛；石淋，热淋，小便涩痛；痈肿疔疮，蛇虫咬伤。

【用法】煎服，15～60g。

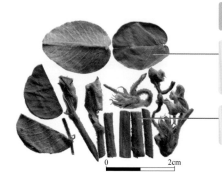

广金钱草

❶ 叶先端微凹，基部心形或钝圆，全缘；上表面无毛，下表面具灰白色紧贴的绒毛。

❷ 茎呈圆柱形，密被黄色伸展的短柔毛。

0　　　　2cm

【来源】豆科植物广金钱草的干燥地上部分。

【效用】甘、淡，凉。归肝、肾、膀胱经。利湿退黄，利尿通淋。用于黄疸尿赤，热淋，石淋，小便涩痛，水肿尿少。

【用法】煎服，15 ～ 30g。

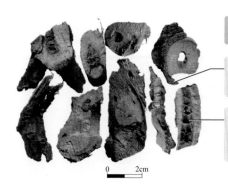

虎杖

❶ 外皮较薄，棕褐色，皮部与木部较易分离。

❷ 切面皮部木部宽广，棕黄色，有放射状纹理，有的中部呈梯状。

0　　　　2cm

【来源】蓼科植物虎杖的干燥根茎和根。

【效用】苦，微寒。归肝、胆、肺经。利湿退黄，清热解毒，散瘀止痛，止咳化痰。用于湿热黄疸，淋浊，带下；痈肿疮毒，水火烫伤，毒蛇咬伤；经闭，癥瘕，风湿痹痛，跌打损伤；肺热咳嗽。

【用法】煎服，9 ～ 15g。外用适量，制成煎液或油膏涂敷。

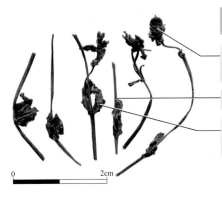

地耳草

❶ 聚伞花序顶生，橙黄色或黄色。

❷ 茎黄绿色或黄棕色，有4棱。

❸ 叶对生，无柄；叶片卵形或卵圆形。

0   2cm

【来源】藤黄科植物地耳草的干燥全草。

【效用】苦，凉。归肝、胆经。利湿退黄，清热解毒，活血消肿。用湿热黄疸；肺痈，肠痈，痈肿疮毒；跌打损伤。

【用法】煎服，15～30g。外用适量。

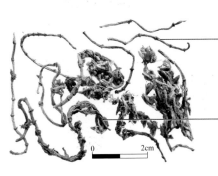

垂盆草

❶ 茎纤细，长可达20cm以上，部分节上可见纤细的不定根。

❷ 3叶轮生，叶片皱缩，易脱落破碎。

0   2cm

【来源】景天科植物垂盆草的干燥全草。

【效用】甘、淡，凉。归肝、胆、小肠经。利湿退黄，清热解毒。用于湿热黄疸，小便不利；痈肿疮疡，咽痛，毒蛇咬伤，烧烫伤。

【用法】煎服，15～30g。

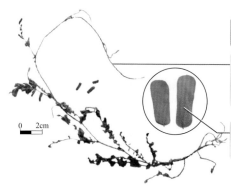

鸡骨草

❶ 茎直径约 2mm；灰棕色至紫褐色，小枝纤细，疏被短柔毛。

❷ 叶片矩圆形，先端平截，有小突尖，下表面被伏毛。

0　2cm

【来源】豆科植物广州相思子的干燥全株。

【效用】甘、微苦，凉。归肝、胃经。利湿退黄，清热解毒，疏肝止痛。用于湿热黄疸；乳痈肿痛；胁肋不舒，胃脘胀痛。

【用法】煎服，15～30g。

珍珠草

❶ 茎呈圆柱形，有纵皱。

❷ 蒴果扁圆形或略呈圆三角形，表面有鳞状凸起物及6条略凹纵线。

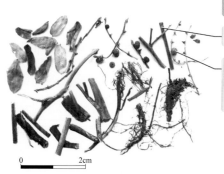

0　　　　　2cm

【来源】大戟科植物叶下珠的干燥全草或带根全草。

【效用】甘、苦，凉。归肝、肺经。利湿退黄，清热解毒，明目，消积。用于湿热黄疸，泻痢，淋证；疮痈肿毒，蛇犬咬伤；目赤肿痛；小儿疳积。

【用法】煎服，15～30g。外用适量。

附子

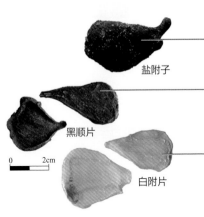

盐附子

黑顺片

0   2cm

白附片

❶ 盐附子呈圆锥形，被盐霜；味咸而麻，刺舌。

❷ 黑顺片外皮黑褐色，切面暗黄色，断面角质样；气微，味淡。

❸ 白附片为纵切片，无外皮，黄白色，半透明。

【来源】毛茛科植物乌头的子根的加工品。

【效用】辛、甘，大热；有毒。归心、肾、脾经。回阳救逆，补火助阳，散寒止痛。用于亡阳虚脱，肢冷脉微；肾阳虚衰、阳痿宫冷，虚寒吐泻、脘腹冷痛，阴寒水肿，心阳不足，胸痹冷痛，阳虚外感；寒湿痹痛。

【用法】煎服，3～15g；先煎，久煎，口尝至无麻辣感为度。

干姜

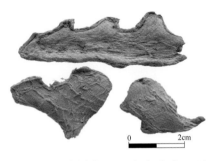

0   2cm

【来源】姜科植物姜的干燥根茎。

【效用】辛，热。归脾、胃、肾、心、肺经。温中散寒，回阳通脉，温肺化饮。用于脾胃寒证，脘腹冷痛，呕吐泄泻；亡阳证，肢冷脉微；寒饮喘咳。

【用法】煎服，3～10g。

肉桂

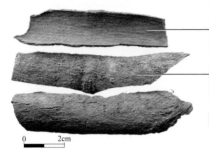

❶ 内表面红棕色，较平滑，有细纵纹。

❷ 外表面灰棕色，有不规则的细纵纹及横向突起的皮孔。

❸ 气香浓烈，味甜、辣。

【来源】樟科植物肉桂的干燥树皮。

【效用】辛、甘，大热。归肾、脾、心、肝经。补火助阳，散寒止痛，温通经脉，引火归元。用于肾阳不足，命门火衰，阳痿宫冷，腰膝冷痛；心腹冷痛，虚寒吐泻，寒疝腹痛；冲任虚寒、寒凝血滞之痛经经闭，寒湿痹痛，阴疽流注；肾虚作喘，虚阳上浮，眩晕目赤。

【用法】煎服，1～5g，宜后下或焗服；研末冲服，每次1～2g。

吴茱萸

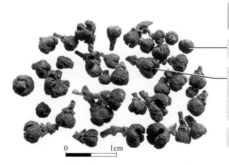

❶ 呈球形或略呈五角状扁球形。

❷ 表面有多数点状突起或凹下的油点，顶端有五角星状的裂隙。

❸ 气芳香浓郁，味辛辣而苦。

【来源】芸香科植物吴茱萸、石虎或疏毛吴茱萸的干燥近成熟果实。

【效用】辛、苦，热；有小毒。归肝、脾、胃、肾经。散寒止痛，降逆止呕，助阳止泻。用于寒滞肝脉，厥阴头痛，经行腹痛，寒疝腹痛，寒湿脚气肿痛；脘腹胀痛，呕吐吞酸；脾肾阳虚，五更泄泻。

【用法】煎服，2～5g。外用适量。

小茴香

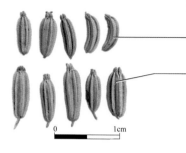

❶ 呈长椭圆形，有的稍弯曲。

❷ 表面黄绿色或淡黄色，背面有纵棱5条，腹面平坦。

❸ 有特异香气，味微甜、辛。

0 ____ 1cm

【来源】伞形科植物茴香的干燥成熟果实。

【效用】辛，温。归肝、肾、脾、胃经。散寒止痛，理气和胃。用于寒疝腹痛，睾丸偏坠胀痛，痛经，少腹冷痛；脾胃虚寒气滞，脘腹胀痛，食少吐泻。

【用法】煎服，3～6g。

八角茴香

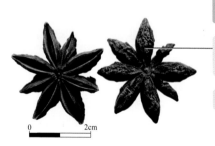

❶ 为聚合果，多由8个蓇葖果组成，放射状排列于中轴上。

❷ 气芳香，味辛、甜。

0 ____ 2cm

【来源】木兰科植物八角茴香的干燥成熟果实。

【效用】辛，温。归肝、肾、脾、胃经。温阳散寒，理气止痛。用于寒疝腹痛，肾虚腰痛，胃寒呕吐，脘腹冷痛。

【用法】煎服，3～6g。

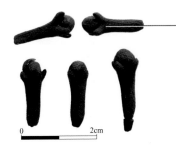

丁香

❶ 略呈研棒状，萼筒上部有 4 枚三角状的萼片，十字状分开。

❷ 质坚实，富油性。

❸ 气芳香浓烈，味辛辣、有麻舌感。

0   2cm

【来源】桃金娘科植物丁香的干燥花蕾。

【效用】辛，温。归脾、胃、肾经。温中降逆，散寒止痛，温肾助阳。用于脾胃虚寒，呃逆呕吐，食少吐泻；心腹冷痛；肾虚阳痿，宫冷。

【用法】煎服，1～3g，或研末外敷。

母丁香

❶ 呈卵圆形或长椭圆形，顶端有四个宿存萼片向内弯曲成钩状。

❷ 种仁由两片子叶合抱而成，中央具一明显的纵沟。

0   2cm

【来源】桃金娘科植物丁香的干燥近成熟果实。

【效用】辛，温。归脾、胃、肺、肾经。温中降逆，补肾助阳。用于脾胃虚寒，呃逆呕吐，食少吐泻，心腹冷痛，肾虚阳痿。

【用法】煎服，1～3g，或研末外敷。

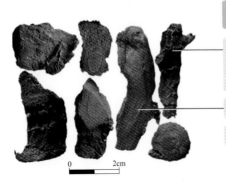

高良姜

❶ 表面棕红色至暗褐色，有细密的纵皱纹及灰棕色的波状环节。

❷ 切断面灰棕色或红棕色。

❸ 有姜的香气，味辛辣。

0　　2cm

【来源】姜科植物高良姜的干燥根茎。

【效用】辛，热。归脾、胃经。温胃止呕，散寒止痛。用于胃寒脘腹冷痛，胃寒呕吐，嗳气吞酸。

【用法】煎服，3～6g。

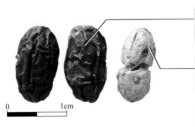

红豆蔻

❶ 长球形，中部略细，表面红棕色或暗红色，略皱缩。

❷ 种子扁圆形或三角状多面体形，外被黄白色膜质假种皮。

❸ 气香，味辛辣。

0　　1cm

【来源】姜科植物大高良姜的干燥成熟果实。

【效用】辛，温。归脾、肺经。散寒燥湿，醒脾消食。用于脘腹冷痛，食积腹胀，呕吐泄泻，饮酒过多。

【用法】煎服，3～6g。

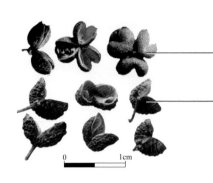

花椒

① 青椒：外表面灰绿色或暗绿色，气香，味微甜而辛。

② 花椒：外表面紫红色或棕红色，香气浓，味麻辣而持久。

0　　　1cm

【来源】芸香科植物青椒或花椒的干燥成熟果皮。

【效用】辛，温。归脾、胃、肾经。温中止痛，杀虫止痒。用于中寒脘腹冷痛，呕吐泄泻；虫积腹痛；湿疹，阴痒。

【用法】煎服，3～6g。外用适量，煎汤熏洗。

椒目

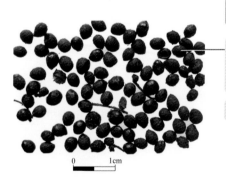

① 呈圆球形、椭圆形或半圆形，表面黑色，有光泽，有时表皮已脱落，露出网状纹理。

② 气香，味辛辣。

0　　1cm

【来源】芸香科植物青椒或花椒的种子。

【效用】苦，寒。归肺、肾、膀胱经。利水消肿，降气平喘。用于水肿胀满，痰饮咳喘。

【用法】煎服，3～10g。

胡椒

❶ 黑胡椒：表面黑褐色，具隆起网状皱纹。

❷ 白胡椒：表面灰白色或淡黄白色，平滑；气芳香，味辛辣。

【来源】胡椒科植物胡椒的干燥近成熟或成熟果实。

【效用】辛，热。归胃、大肠经。温中散寒，下气，消痰。用于胃寒呕吐，腹痛泄泻，食欲不振，癫痫痰多。

【用法】每次 0.6 ～ 1.5g，研粉吞服。外用适量。

荜茇

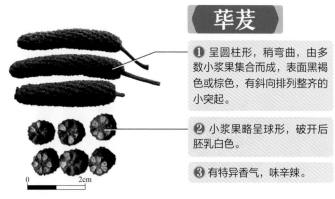

❶ 呈圆柱形，稍弯曲，由多数小浆果集合而成，表面黑褐色或棕色，有斜向排列整齐的小突起。

❷ 小浆果略呈球形，破开后胚乳白色。

❸ 有特异香气，味辛辣。

【来源】胡椒科植物荜茇的干燥近成熟或成熟果穗。

【效用】辛，热。归胃、大肠经。温中散寒，下气止痛。用于中寒脘腹冷痛，呕吐，泄泻；寒凝气滞，胸痹心痛，头痛，牙痛。

【用法】煎服，1 ～ 3g。外用适量，研末塞龋齿孔中。

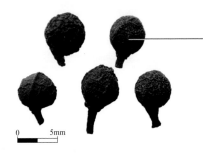

荜澄茄

❶ 呈类球形，直径4～6mm。表面棕褐色至黑褐色，有网状皱纹。基部偶有宿萼和细果梗。

❷ 气芳香，味稍辣而微苦。

0   5mm

【来源】樟科植物山鸡椒的干燥成熟果实。

【效用】辛，温。归脾、胃、肾、膀胱经。温中散寒，行气止痛。用于胃寒呕逆，脘腹冷痛；寒疝腹痛；寒湿郁滞，小便浑浊。

【用法】煎服，1～3g。

易混淆药物鉴别

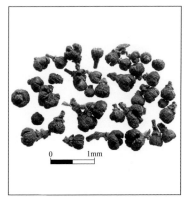

0   1mm

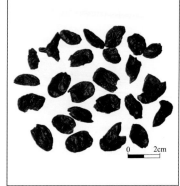

0   2cm

见第104、247页

八、理气药

陈皮

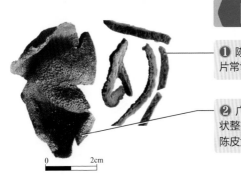

① 陈皮：即普通橘子皮，饮片常切成细条状。

② 广陈皮：常3瓣相连，形状整齐，对光照视，透光点较陈皮大而多；香气较浓。

0   2cm

【来源】芸香科植物橘及其栽培变种的干燥成熟果皮。

【效用】苦、辛，温。归肺、脾经。理气健脾，燥湿化痰。用于脾胃气滞、湿阻中焦之脘腹胀满、食少吐泻；呕吐，呃逆；湿痰寒痰，咳嗽痰多；胸痹。

【用法】煎服，3～10g。

橘红

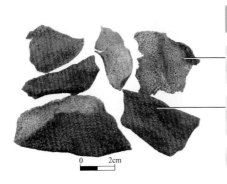

① 内表面黄白色，密布凹下透光小圆点。

② 外表面黄棕色或橙红色，密布黄白色突起或凹下的油室。

③ 气芳香，味微苦、麻。

0   2cm

【来源】芸香科植物橘及其栽培变种的干燥外层果皮。

【效用】辛、苦，温。归肺、脾经。理气宽中，燥湿消痰。用于咳嗽痰多，食积伤酒，呕恶痞闷。

【用法】煎服，3～10g。

橘核

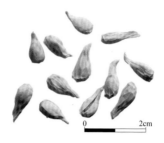

0　　　2cm

【来源】芸香科植物橘及其栽培变种的干燥成熟种子。

【效用】苦，平。归肝、肾经。理气，散结，止痛，用于疝气疼痛，睾丸肿痛，乳痈乳癖。

【用法】煎服，3～9g。

橘络

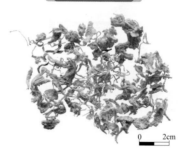

0　　　2cm

【来源】芸香科植物橘及其栽培变种成熟果实的中果皮与内果皮之间的维管束群。

【效用】甘、苦，平。归肝、肺经。行气通络，化痰止咳。用于痰滞经络之胸痛，咳嗽，痰多。

【用法】煎服，3～5g。

橘叶

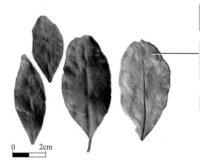

❶ 本品灰绿色或黄绿色，略具光泽，对光照可见众多小腺点。

❷ 质脆，易碎。气香，味微苦。

【来源】芸香科植物橘及其栽培变种的干燥叶。

【效用】辛、苦，平。归肝经。疏肝行气，散结消肿。用于胸胁作痛，乳痈，乳房结块等。

【用法】煎服，6～10g。

化橘红

❶ 外表面黄绿色至黄棕色，有皱纹及小油室。

❷ 内表面黄白色或淡黄棕色，有脉络纹。

❸ 气芳香，味苦、微辛。

【来源】芸香科植物化州柚或柚的未成熟或接近成熟的外层果皮。

【效用】辛、苦，温。归肺、脾经。理气宽中，燥湿消痰。用于咳嗽痰多，食积伤酒，呕恶痞闷。

【用法】煎服，3～6g。

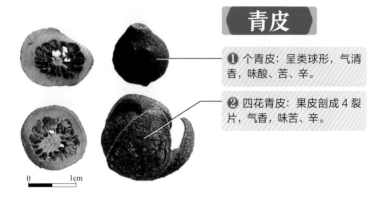

青皮

❶ 个青皮：呈类球形，气清香，味酸、苦、辛。

❷ 四花青皮：果皮剖成4裂片，气香，味苦、辛。

0 ____ 1cm

【来源】芸香科植物橘及其栽培变种的幼果或未成熟果实的果皮。

【效用】苦、辛，温。归肝、胆、胃经。疏肝破气，消积化滞。用于肝郁气滞，胸胁胀痛，疝气疼痛，乳癖乳痈；食积气滞，脘腹胀痛；癥瘕积聚，久疟痞块。

【用法】煎服，3～10g。

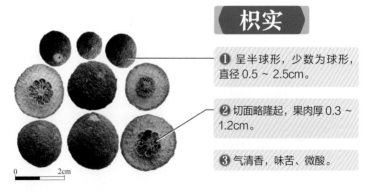

枳实

❶ 呈半球形，少数为球形，直径0.5～2.5cm。

❷ 切面略隆起，果肉厚0.3～1.2cm。

❸ 气清香，味苦、微酸。

0 ____ 2cm

【来源】芸香科植物酸橙及其栽培变种或甜橙的干燥幼果。

【效用】苦、辛、酸，微寒。归脾、胃经。破气消积，化痰散痞。用于积滞内停，痞满胀痛，泻痢后重，大便不通；痰滞气阻，胸痹，结胸；脏器下垂。

【用法】煎服，3～10g。

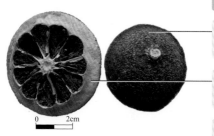

枳壳

❶ 外果皮有颗粒状突起，突起的顶端有凹点状油室。

❷ 切面中果皮黄白色，光滑而稍隆起。

❸ 气清香，味苦、微酸。

【来源】芸香科植物酸橙及其栽培变种的干燥未成熟果实。

【效用】苦、辛、酸，微寒。归脾、胃经。理气宽中，行滞消胀。用于胸胁气滞，胀满疼痛，食积不化，痰饮内停；积滞内停，脏器下垂。

【用法】煎服，3～10g。

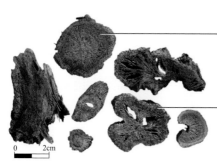

木香

❶ 断面灰褐色至暗褐色，周边灰黄色或浅棕黄色，形成层环棕色，有放射状纹理及散在的褐色点状油室。

❷ 老根中心常呈朽木状。

❸ 气香特异。

【来源】菊科植物木香的干燥根。

【效用】辛、苦，温。归脾、胃、大肠、三焦、胆经。行气止痛，健脾消食。用于脾胃气滞，脘腹胀痛，食积不化，不思饮食；泻痢后重；胸胁胀痛，黄疸，疝气疼痛。

【用法】煎服，3～6g。

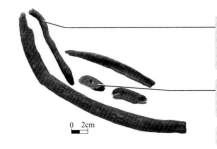

川木香

① 外皮脱落可见丝瓜络状细筋脉，根头偶有黑色发黏的胶状物。

② 断面有深黄色稀疏油点及裂隙。

③ 气微香，味苦，嚼之黏牙。

0 2cm

【来源】菊科植物川木香或灰毛川木香的干燥根。

【效用】辛、苦，温。归脾、胃、大肠、胆经。行气止痛。用于胸胁、脘腹胀痛，肠鸣腹泻，里急后重。

【用法】煎服，3～9g。

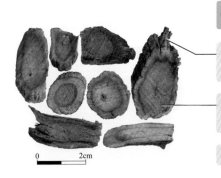

土木香

① 表面黄棕色或暗棕色，有纵皱纹。

② 断面黄白色至浅灰黄色，有凹点状油室。

③ 气微香，味苦、辛。

0   2cm

【来源】菊科植物土木香的干燥根。

【效用】辛、苦，温。归肝、脾经。健脾和胃，行气止痛，安胎。用于胸胁、脘腹胀痛，呕吐泻痢，胸胁挫伤，岔气作痛，胎动不安。

【用法】煎服，3～9g。

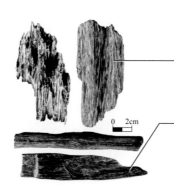

沉香

❶ 表面凹凸不平，有刀痕，偶有孔洞，可见黑褐色树脂与黄白色木部相间的斑纹。

❷ 质较坚实，断面刺状。

❸ 气芳香，味苦。

0 ___ 2cm

【来源】瑞香科植物白木香含有树脂的木材。

【效用】辛、苦，微温。归脾、胃、肾经。行气止痛，温中止呕，纳气平喘。用于寒凝气滞，胸腹胀闷疼痛；胃寒呕吐呃逆；肾虚气逆喘息。

【用法】煎服，1～1.5g，后下。

檀香

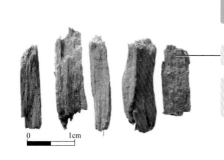

❶ 外表面灰黄色或棕黄色。

❷ 气清香，燃烧时香气更浓；味淡，嚼之微有辛辣感。

0 ___ 1cm

【来源】檀香科植物檀香树干的干燥心材。

【效用】辛，温。归脾、胃、心、肺经。行气止痛，散寒调中。用于寒凝气滞，胸膈不舒，胸痹心痛，脘腹疼痛，呕吐食少。

【用法】煎服，2～5g，宜后下。

川楝子

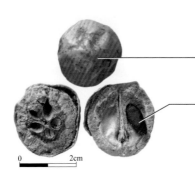

❶ 表面金黄色至棕黄色，具深棕色小点。

❷ 果肉松软，淡黄色，遇水润湿有黏性；种子黑棕色长圆形。

❸ 气特异，味酸、苦。

0   2cm

【来源】楝科植物川楝树的干燥成熟果实。

【效用】苦，寒；有小毒。归肝、小肠、膀胱经。疏肝泄热，行气止痛，杀虫。用于肝郁化火，胸胁、脘腹胀痛，疝气疼痛；虫积腹痛。

【用法】煎服，5～10g。

乌药

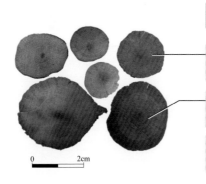

❶ 切面黄白色或淡黄棕色，射线放射状。

❷ 可见年轮环纹，中心颜色较深。

❸ 气香，味微苦、辛，有清凉感。

0   2cm

【来源】樟科植物乌药的干燥块根。

【效用】辛，温。归肺、脾、肾、膀胱经。行气止痛，温肾散寒。用于寒凝气滞，胸腹胀痛，气逆喘急，疝气疼痛，经寒腹痛；肾阳不足，膀胱虚冷，遗尿尿频。

【用法】煎服，6～10g。

荔枝核

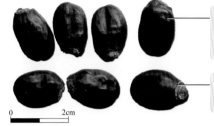

❶ 表面棕红色或紫棕色，平滑，有光泽，略有凹陷及细波纹。

❷ 一端有类圆形黄棕色的种脐，直径约 7mm。

0　　2cm

【来源】无患子科植物荔枝的干燥成熟种子。

【效用】甘、微苦，温。归肝、肾经。行气散结，祛寒止痛。用于寒疝腹痛，睾丸肿痛；胃脘胀痛，痛经，产后腹痛。

【用法】煎服，5 ～ 10g。

香附

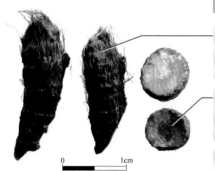

❶ 表面有 6 ～ 10 个略隆起的环节，节上有未除净的棕色毛须及须根断痕。

❷ 经蒸煮者断面黄棕色或红棕色，内有一明显环圈，圈内有多数小点（维管束）。

❸ 气香，味微苦。

0　　1cm

【来源】莎草科植物莎草的干燥根茎。

【效用】辛、微苦、微甘，平。归肝、脾、三焦经。疏肝解郁，理气宽中，调经止痛。用于肝郁气滞，胸胁胀痛，疝气疼痛；肝郁气滞，月经不调，经闭痛经，乳房胀痛；脾胃气滞，脘腹痞闷，胀满疼痛。

【用法】煎服，6 ～ 10g。

佛手

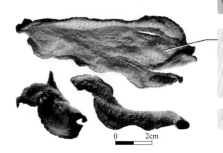

❶ 为类椭圆形或卵圆形的薄片，顶常有 3 ~ 5 个手指状的裂瓣，基部略窄，有的可见果梗痕。

❷ 气香，味微甜后苦。

【来源】芸香科植物佛手的干燥果实。

【效用】辛、苦、酸，温。归肝、脾、胃、肺经。疏肝理气，和胃止痛，燥湿化痰。用于肝胃气滞，胸胁胀痛；脾胃气滞，胃脘痞满，食少呕吐；咳嗽痰多。

【用法】煎服，3 ~ 10g。

香橼

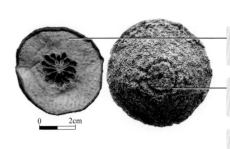

❶ 枸橼：切片边缘呈波状。味微甜而苦辛。

❷ 香圆：顶端有隆起的环圈（习称"金钱环"）。

❸ 气香，味酸而苦。

【来源】芸香科植物枸橼或香圆的干燥成熟果实。

【效用】辛、苦、酸，温。归肝、脾、肺经。疏肝解郁，理气宽中，燥湿化痰。用于肝胃气滞，胸胁胀痛；脾胃气滞，脘腹痞满，呕吐噫气；痰多咳嗽。

【用法】煎服，3 ~ 10g。

120

玫瑰花

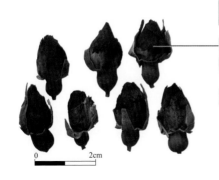

❶ 花蕾上部为紫红色花瓣，下部为半球形花托。

❷ 气芳香浓郁，味微苦涩。

0　　　2cm

【来源】蔷薇科植物玫瑰的干燥花蕾。

【效用】甘、微苦，温。归肝、脾经。行气解郁，和血，止痛。用于肝胃气痛，食少呕恶；月经不调，经前乳房胀痛；跌仆伤痛。

【用法】煎服，3～6g。

梅花

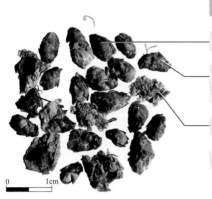

❶ 花蕾呈类球形，有极短花梗。

❷ 苞片数层，鳞片状，暗棕色，有短毛。

❸ 雄蕊多数，雌蕊1。

❹ 气清香，味微苦、涩。

0　　1cm

【来源】蔷薇科植物梅的干燥花蕾。

【效用】微酸，平。归肝、胃、肺经。疏肝和中，化痰散结。用于肝胃气痛，郁闷心烦；梅核气；瘰疬疮毒。

【用法】煎服，3～5g。

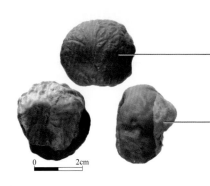

娑罗子

❶ 呈扁球形或类球形，似板栗，表面多皱缩，凹凸不平，略具光泽。

❷ 种脐色较浅，近圆形，约占种子面积的1/4或1/2。

0　　2cm

【来源】七叶树科植物七叶树、浙江七叶树或天师栗的干燥成熟种子。

【效用】甘，温。归肝、胃经。疏肝理气，和胃止痛。用于肝胃气滞，胸腹胀闷，胃脘疼痛。

【用法】煎服，3～9g。

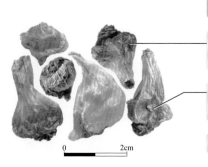

薤白

❶ 呈不规则卵圆形，高0.5～3cm，直径0.3～1.8cm。

❷ 表面黄白色或淡黄棕色，皱缩，半透明。

❸ 有蒜臭，味微辣。

0　　2cm

【来源】百合科植物小根蒜或薤的干燥鳞茎。

【效用】辛、苦，温。归心、肺、胃、大肠经。通阳散结，行气导滞。用于胸痹心痛；脘腹痞满胀痛，泻痢后重。

【用法】煎服，5～10g。

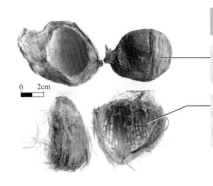

大腹皮

❶ 大腹皮：略呈瓢状，纵向可见中果皮纤维。

❷ 大腹毛：将成熟的大腹皮煮后打松而成。多呈散乱棕毛状，疏松质柔。

【来源】棕榈科植物槟榔的干燥果皮。

【效用】辛，微温。归脾、胃、大肠、小肠经。行气宽中，利水消肿。用于湿阻气滞，脘腹胀闷，大便不爽；水肿胀满，脚气浮肿，小便不利。

【用法】煎服，5～10g。

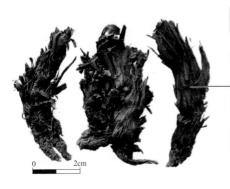

甘松

❶ 略呈圆锥形，多弯曲。

❷ 皮部深棕色，成层，常裂成片状。

❸ 有特异的臭气，味苦而辛，有清凉感。

【来源】败酱科植物甘松的干燥根及根茎。

【效用】辛、甘，温。归脾、胃经。理气止痛，开郁醒脾；外用祛湿消肿。用于寒郁气滞，脘腹胀满，食欲不振，呕吐；脚气肿胀，牙痛。

【用法】煎服，3～6g。

123

九香虫

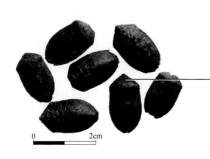

❶ 略呈六角状扁椭圆形。

❷ 头部小，与胸部略呈三角形。

❸ 气特异，味微咸。

0　　　　2cm

【来源】蝽科昆虫九香虫的干燥体。

【效用】咸，温。归肝、脾、肾经。理气止痛，温肾助阳。用于胃寒胀痛，肝胃气痛；肾虚阳痿，腰膝酸痛。

【用法】煎服，3 ～ 9g。

刀豆

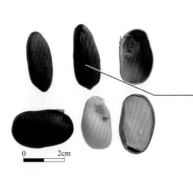

❶ 表面淡红色至红紫色，微皱缩，略有光泽。

❷ 边缘具眉状黑色种脐，长约 2cm，上有白色细纹 3 条。

❸ 气微，味淡，嚼之有豆腥味。

0　　　　2cm

【来源】豆科植物刀豆的干燥成熟种子。

【效用】甘，温。归胃、肾经。温中，下气止呃，温肾助阳。用于虚寒呃逆，呕吐；肾虚腰痛。

【用法】煎服，6 ～ 9g。

柿蒂

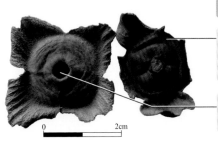

❶ 中央较厚，微隆起，有果实脱落后的圆形疤痕，边缘较薄，4 裂，裂片多反卷，易碎。

❷ 基部有果梗或圆孔状的果梗痕。

【来源】柿树科植物柿的干燥宿萼。

【效用】苦、涩，平。归胃经。降逆止呃。用于呃逆。

【用法】煎服，5 ~ 10g。

易混淆药物鉴别

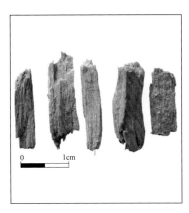

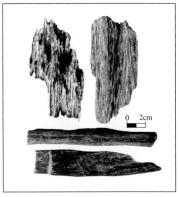

见第 117 页

九、消食药

山楂

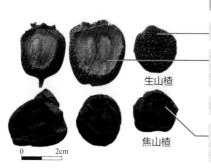

生山楂

焦山楂

0 ____ 2cm

❶ 外皮红色，有灰白色小斑点。

❷ 果肉中部横切片具5粒浅黄色果核，但核多脱落而中空。

❸ 气微清香，味酸、微甜。

❹ 焦山楂外面焦褐色，内部黄褐色，味微酸。

【来源】蔷薇科植物山里红或山楂的干燥成熟果实。

【效用】酸、甘，微温。归脾、胃、肝经。消食健胃，行气散瘀，化浊降脂。用于肉食积滞，胃脘胀满，腹痛泄泻；泻痢腹痛，疝气疼痛；血瘀经闭痛经，产后瘀阻疼痛，心腹刺痛，胸痹心痛；高脂血症。

【用法】煎服，9～12g。

六神曲

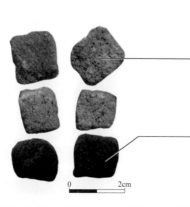

0 ____ 2cm

❶ 呈方形或长方形的块状，质硬脆，断面不平整，类白色，可见未被粉碎的褐色残渣及发酵后的空隙。

❷ 焦神曲表面焦黄色，有焦香气。

❸ 具陈腐气，味苦。

【来源】辣蓼、青蒿、杏仁等药加入面粉混合后经发酵而成的曲剂。

【效用】甘、辛，温。归脾、胃经。消食和胃。用于饮食积滞。

【用法】煎服，6～15g。消食宜炒焦用。

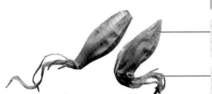

麦芽

❶ 呈梭形，表面淡黄色，有纵沟一条。

❷ 基部胚根处长出幼芽及数条纤细而弯曲的须根。

❸ 味微甘。

【来源】禾本科植物大麦的成熟果实经发芽干燥的炮制加工品。

【效用】甘，平。归脾、胃经。行气消食，健脾开胃，回乳消胀。用于食积不化，脘腹胀满，脾虚食少；乳汁郁积，乳房胀痛，妇女断乳；肝郁胁痛，肝胃气痛。

【用法】煎服，10～15g，回乳炒用60g。

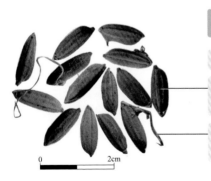

稻芽

❶ 呈扁长椭圆形，两端略尖。

❷ 外稃黄色，有白色细茸毛，具5脉。

❸ 一端有弯曲的须根1～3条，长0.5～1.2cm。

【来源】禾本科植物稻的成熟果实经发芽干燥的炮制加工品。

【效用】甘，温。归脾、胃经。消食和中，健脾开胃。用于食积不消，腹胀口臭，脾胃虚弱，不饥食少。

【用法】煎服，9～15g。

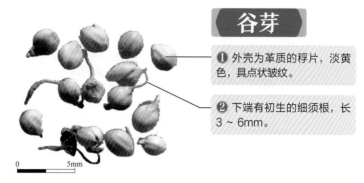

谷芽

❶ 外壳为革质的稃片，淡黄色，具点状皱纹。

❷ 下端有初生的细须根，长3～6mm。

0 —— 5mm

【来源】禾本科植物粟的成熟果实经发芽干燥的炮制加工品。

【效用】甘，温。归脾、胃经。消食和中，健脾开胃。用于食积不消，腹胀口臭，脾胃虚弱，不饥食少。炒谷芽偏于消食，用于不饥食少。焦谷芽善化积滞，用于积滞不消。

【用法】煎服，9～15g。

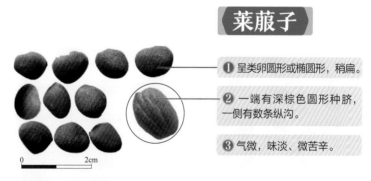

莱菔子

❶ 呈类卵圆形或椭圆形，稍扁。

❷ 一端有深棕色圆形种脐，一侧有数条纵沟。

❸ 气微，味淡、微苦辛。

0 —— 2cm

【来源】十字花科植物萝卜的干燥成熟种子。

【效用】辛、甘，平。归脾、胃、肺经。消食除胀，降气化痰。用于饮食停滞，脘腹胀痛，大便秘结，积滞泻痢；痰壅气逆，喘咳痰多，胸闷食少。

【用法】煎服，5～12g。

128

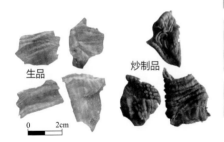

鸡内金

❶ 为不规则卷片，表面黄色、黄绿色或黄褐色，薄而半透明，具明显的条状皱纹。

❷ 质脆，易碎，断面角质样，有光泽。

生品　　炒制品

0　　2cm

【来源】雉科动物家鸡的干燥砂囊内壁。

【效用】甘，平。归脾、胃、小肠、膀胱经。健胃消食，涩精止遗，通淋化石。用于食积不消，呕吐泻痢，小儿疳积；遗精，遗尿；石淋涩痛，胆胀胁痛。

【用法】煎服，3～10g；研末服，每次1.5～3g。

易混淆药物鉴别

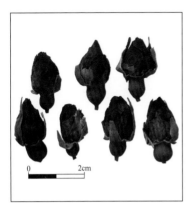

0　　2cm

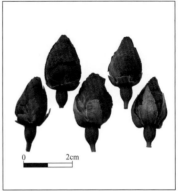

0　　2cm

见第121、156页

十、驱虫药

使君子

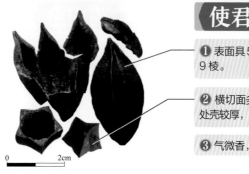

❶ 表面具5条纵棱，偶有4～9棱。

❷ 横切面多呈五角星形，棱角处壳较厚，中间呈类圆形空腔。

❸ 气微香，味微甜。

【来源】使君子科植物使君子的干燥成熟果实。

【效用】甘，温。归脾、胃经。杀虫消积。用于蛔虫病，蛲虫病，虫积腹痛；小儿疳积。

【用法】使君子9～12g，捣碎入煎剂；使君子仁6～9g，多入丸散或单用，作1～2次分服。小儿每岁1～1.5粒，炒香嚼服，1日总量不超过20粒。

苦楝皮

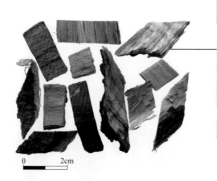

❶ 呈不规则板片状，用手折叠揉搓，可分为多层薄片，层层黄白相间，每层薄片有极细的网纹。

❷ 气微，味苦。

【来源】楝科植物川楝或楝的干燥树皮和根皮。

【效用】苦，寒；有毒。归肝、脾、胃经。杀虫，疗癣。用于蛔虫病，蛲虫病，虫积腹痛；疥癣瘙痒。

【用法】煎服，3～6g。

槟榔

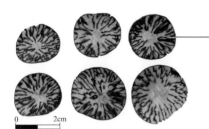

❶ 呈圆形或扁圆形片，切断面可见棕色种皮与白色胚乳相间的大理石样花纹。

❷ 气微，味涩、微苦。

【来源】棕榈科植物槟榔的干燥成熟种子。

【效用】苦、辛，温。归胃、大肠经。杀虫，消积，行气，利水，截疟。用于绦虫病，蛔虫病，姜片虫病，虫积腹痛；食积气滞，腹胀便秘，泻痢后重；水肿，脚气肿痛；疟疾。

【用法】煎服，3～10g；驱绦虫、姜片虫30～60g。

雷丸

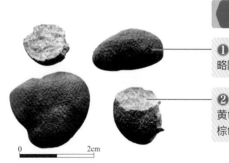

❶ 表面黑褐色或灰褐色，有略隆起的网状细纹。

❷ 断面不平坦，白色或浅灰黄色，粉状或颗粒状，常有黄棕色大理石样纹理。

【来源】白蘑科真菌雷丸的干燥菌核。

【效用】微苦，寒。归胃、大肠经。杀虫消积。用于绦虫病，钩虫病，蛔虫病，虫积腹痛；小儿疳积。

【用法】15～21g，不宜入煎剂，一般研粉服，1次5～7g，饭后用温开水调服，1日3次，连服3天。

南瓜子

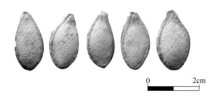

0   2cm

【来源】葫芦科植物南瓜的种子。

【效用】甘，平。归胃、大肠经。杀虫。用于绦虫病。

【用法】研粉，60～120g。冷开水调服。

鹤虱

北鹤虱

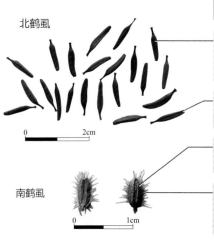

0   2cm

南鹤虱

0   1cm

❶ 呈圆柱状，细小，长3～4mm，直径不及1mm，具多数纵棱。

❷ 顶端收缩呈细喙状，先端扩展成灰白色圆环。

❸ 双悬果椭圆形，分果长3～4mm，宽1.5～2.5mm。

❹ 表面淡绿棕色或棕黄色，具4条窄翅状次棱，翅上密生1列黄色白钩刺。

【来源】菊科植物天名精或伞形科植物野胡萝卜的干燥成熟果实。前者习称北鹤虱，后者习称南鹤虱。

【效用】苦、辛，平；有小毒。归脾、胃经。杀虫消积。用于蛔虫病，蛲虫病，绦虫病，虫积腹痛；小儿疳积。

【用法】煎服，3～9g。

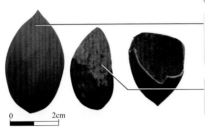

榧子

❶ 表面灰黄色或淡黄棕色，有纵皱纹，一端钝圆，可见椭圆形的种脐，另端稍尖。

❷ 种仁黄白色，外被一层灰褐色薄皮。

0   2cm

【来源】红豆杉科植物榧的干燥成熟种子。

【效用】甘，平。归肺、胃、大肠经。杀虫消积，润肺止咳，润燥通便。用于钩虫病、蛔虫病、绦虫病，虫积腹痛；小儿疳积；肺燥咳嗽；肠燥便秘。

【用法】煎服，9～15g。

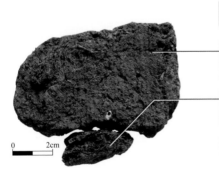

芜荑

❶ 表面有多数小孔和空隙，杂有纤维和种子。

❷ 体质松脆而粗糙，断面黄黑色，易成鳞片状剥离。

❸ 气特异，味微酸、涩。

0   2cm

【来源】榆科植物大果榆果实的加工品。

【效用】辛、苦，温。归肺、胃经。杀虫消积。用于虫积腹痛，小儿疳积。

【用法】煎服，3～10g；入丸散，每次2～3g。外用适量，研末调敷。

十一、止血药

（一）凉血止血药

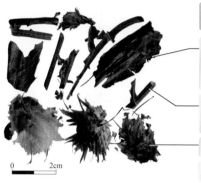

小蓟

❶ 叶全缘或微齿裂至羽状深裂，齿尖具针刺；两面均具白色柔毛。

❷ 茎圆柱形，表面灰绿色，具纵棱，断面中空。

❸ 头状花序单个或数个顶生。

❹ 气微，味微苦。

【来源】菊科植物刺儿菜的干燥地上部分。

【效用】甘、苦，凉。归心、肝经。凉血止血，散瘀解毒消痈。用于血热吐血、衄血、尿血、血淋、便血、崩漏，外伤出血；痈肿疮毒。

【用法】煎服，5～12g；鲜品加倍。外用适量，捣敷患处。

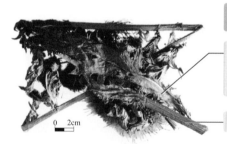

大蓟

❶ 叶片羽状深裂，边缘具不等长的针刺，两面均具灰白色丝状毛。

❷ 茎圆柱形，表面有数条纵棱。

【来源】菊科植物蓟的干燥地上部分。

【效用】甘、苦，凉。归心、肝经。凉血止血，散瘀解毒消痈。用于血热吐血、衄血、尿血、血淋、便血、崩漏，外伤出血；痈肿疮毒。

【用法】煎服，9～15g，鲜品可用30～60g；外用适量，捣敷患处。

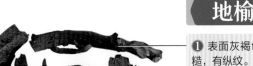

地榆

❶ 表面灰褐色至暗棕色，粗糙，有纵纹。

❷ 断面较平坦，粉红色或淡黄色，偶见皮部有多数黄白色或黄棕色棉状纤维。

❸ 木部略呈放射状排列。

❹ 气微，味微苦涩。

0   2cm

【来源】蔷薇科植物地榆或长叶地榆的干燥根。

【效用】苦、酸、涩，微寒。归肝、大肠经。凉血止血，解毒敛疮。用于血热便血，痔血，血痢，崩漏；水火烫伤，痈肿疮毒，湿疹。

【用法】煎服，9～15g。外用适量，研末涂敷患处。

槐花

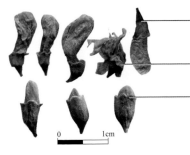

❶ 花萼钟状，黄绿色，先端5浅裂。

❷ 花瓣5，黄色或黄白色。

❸ 未开放者称槐米。

❹ 气微，味微苦。

0   1cm

【来源】豆科植物槐的干燥花及花蕾。

【效用】苦，微寒。归肝、大肠经。凉血止血，清肝泻火。用于血热便血，痔血，血痢，崩漏，吐血，衄血；肝热目赤，头痛眩晕。

【用法】煎服，5～10g。

槐角

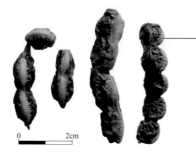

❶ 呈连珠状，表面黄绿色或黄褐色，皱缩而粗糙，背缝线一侧呈黄色。

❷ 果肉气微，味苦，种子嚼之有豆腥气。

0   2cm

【来源】豆科植物槐的干燥成熟果实。

【效用】苦，寒。归肝、大肠经。清热泻火，凉血止血。用于肠热便血，痔疮肿痛出血，肝热头痛眩晕，目赤肿痛。

【用法】煎服，6～9g。

侧柏叶

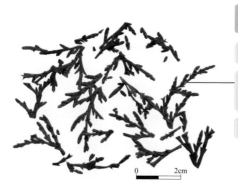

❶ 多分枝，小枝扁平。

❷ 叶细小鳞片状，交互对生，贴伏于枝上，深绿色或黄绿色。

❸ 气清香，味苦涩、微辛。

0   2cm

【来源】柏科植物侧柏的干燥枝梢及叶。

【效用】苦、涩，寒。归肺、肝、脾经。凉血止血，化痰止咳，生发乌发。用于吐血，衄血，咳血，便血，崩漏下血；肺热咳嗽，咳痰黄稠；血热脱发，须发早白。

【用法】煎服，6～12g。外用适量。

白茅根

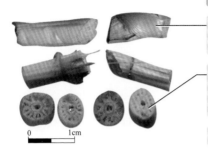

❶ 呈圆柱形，表面黄白色或淡黄色。

❷ 断面皮部白色，多有裂隙，放射状排列，中柱淡黄色，易与皮部剥离。

❸ 气微，味微甜。

0　　1cm

【来源】禾本科植物白茅的干燥根茎。

【效用】甘，寒。归肺、胃、膀胱经。凉血止血，清热利尿。用于血热咯血，吐血，衄血，尿血；热病烦渴，肺热咳嗽，胃热呕吐；湿热黄疸，水肿尿少，热淋涩痛。

【用法】煎服，9～30g。

苎麻根

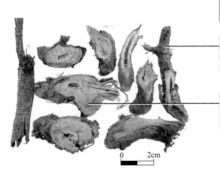

❶ 表面灰棕色，有纵皱纹及横长皮孔，并有多数疣状突起。

❷ 质硬而脆，有的中间有数个同心环纹，髓部棕色或中空。

0　　2cm

【来源】荨麻科植物苎麻的干燥根和根茎。

【效用】甘，寒。归心、肝经。凉血止血，安胎，清热解毒。用于血热出血；热盛胎动不安，崩漏下血；痈肿疮毒。

【用法】煎服，10～30g。

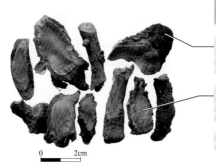

羊蹄

❶ 外表棕黑色至棕褐色，有纵皱纹。

❷ 断面不平整，肉眼可见明显的筋脉点。

❸ 质脆，气微，味微苦涩。

0 ⊢───┤ 2cm

【来源】蓼科植物羊蹄或尼泊尔酸模的干燥根。

【效用】苦、涩，寒。归心、肝、大肠经。凉血止血，解毒杀虫，泻下通便。用于血热出血；疥癣，疮疡，烧烫伤；热结便秘。

【用法】煎服，10～15g，鲜品30～50g，也可绞汁去渣服用；外用适量。

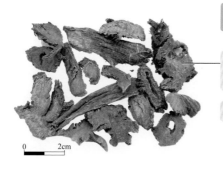

土大黄

❶ 质坚韧，难折断。断面黄灰色，纤维性强。

❷ 气微，味苦微涩。

0 ⊢───┤ 2cm

【来源】蓼科植物巴天酸模或皱叶酸模的干燥根。

【效用】苦、辛，凉。归心、肺经。凉血止血，杀虫，通便。用于衄血，咳血，便血，崩漏，疥癣瘙痒，大便秘结。

【用法】煎服，9～15g。

138

（二）化瘀止血药

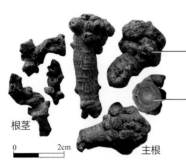

三七

❶ 表面灰褐色或灰黄色，顶端有茎痕，周围有瘤状突起。

❷ 质坚实，断面灰绿色、黄绿色或灰白色。

❸ 气微，味苦回甜。

根茎

0　2cm

主根

【来源】五加科植物三七的干燥根和根茎。

【效用】甘、微苦，温。归肝、胃经。散瘀止血，消肿定痛。用于咳血，吐血，衄血，便血，尿血，崩漏，外伤出血；血滞胸腹刺痛，跌仆肿痛。

【用法】煎服，3～9g；研粉吞服，一次1～3g。外用适量。

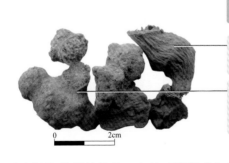

菊叶三七

❶ 表面有瘤状突起及断续的纵皱纹和沟纹。

❷ 质硬不易折断，断面不平坦，黄白色至淡棕色，微呈角质样，可见异型维管束。

0　2cm

【来源】菊科植物菊三七的干燥根或全草。

【效用】甘、微苦，平。归肝、胃经。散瘀止血，解毒消肿。用于吐血，咳血，衄血，外伤出血，跌打伤痛，痈肿疮疡，蛇虫咬伤。

【用法】煎服，3～10g。

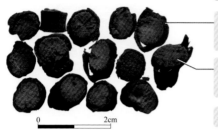

茜草

❶ 表面红棕色或暗棕色，外皮脱落处呈黄红色。

❷ 断面皮部狭，紫红色，木部密布小孔。

❸ 气微，味微苦，久嚼刺舌。

【来源】茜草科植物茜草的干燥根及根茎。

【效用】苦，寒。归肝经。凉血，祛瘀，止血，通经。用于吐血，衄血，崩漏，外伤出血；瘀阻经闭，风湿痹痛，跌仆肿痛。

【用法】煎服，6～10g。

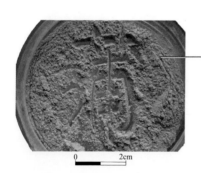

蒲黄

❶ 为黄色粉末。

❷ 体轻，放水中则飘浮水面。手捻有滑腻感，易附着手指上。

❸ 气微，味淡。

【来源】香蒲科植物水烛香蒲、东方香蒲或同属植物的干燥花粉。

【效用】甘，平。归肝、心包经。止血，化瘀，利尿通淋。用于吐血，衄血，咳血，崩漏，外伤出血；血滞经闭痛经，胸腹刺痛，跌仆肿痛；血淋涩痛。

【用法】煎服，5～10g，包煎。外用适量，敷患处。

花蕊石

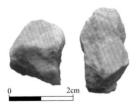

❶ 为不规则的块状，具棱角。

❷ 夹有点状或条状的蛇纹石，呈浅绿色或淡黄色，习称"彩晕"，对光观察有闪星状光泽。

0   2cm

【来源】变质岩类岩石蛇纹大理岩。

【效用】酸、涩，平。归肝经。化瘀止血。用于咳血，吐血，外伤出血；跌仆伤痛。

【用法】4.5～9g，多研末吞服。外用适量，研末外掺或调敷。

（三）收敛止血药

白及

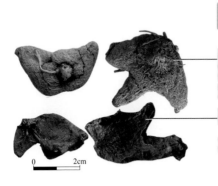

❶ 多有2～3个爪状分枝，有数圈同心环节和棕色点状须根痕。

❷ 质坚硬，断面角质样。

❸ 气微，味苦，嚼之有黏性。

0   2cm

【来源】兰科植物白及的干燥块茎。

【效用】苦、甘、涩，微寒。归脾、胃、肝经。收敛止血，消肿生肌。用于咳血，吐血，外伤出血；疮疡肿毒，皮肤皲裂，烧烫伤。

【用法】煎服，6～15g；研末吞服3～6g。外用适量。

仙鹤草

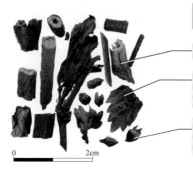

❶ 全体被白色柔毛，断面中空。

❷ 叶片边缘有锯齿，两面被白色柔毛。

❸ 果实下部呈筒状，上部有钩刺，先端5裂。

【来源】蔷薇科植物龙芽草的干燥地上部分。

【效用】苦、涩，平。归心、肝经。收敛止血，截疟，止痢，解毒，补虚。用于咳血，吐血，尿血，便血，崩漏下血；疟疾寒热；血痢，久泻久痢；痈肿疮毒；阴痒带下；脱力劳伤。

【用法】煎服，6～12g。外用适量。

紫珠叶

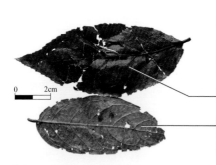

❶ 叶片先端渐尖或钝圆，边缘有细锯齿。

❷ 上表面被星状毛和短粗毛。

❸ 下表面密被黄褐色星状毛和金黄色腺点。

【来源】马鞭草科植物杜虹花的干燥叶。

【效用】苦、涩，凉。归肝、肺、胃经。凉血收敛止血，散瘀解毒消肿。用于衄血，咳血，吐血，便血，崩漏，外伤出血；热毒疮疡，水火烫伤。

【用法】煎服，3～15g；研末吞服1.5～3g。外用适量，敷于患处。

142

棕榈炭

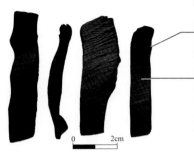

❶ 呈长条状，有的中部有三角状突起。

❷ 表面炭黑色，有平行皱纹，质脆易折断，断面黑色。

❸ 气微，味淡。

【来源】棕榈科植物棕榈的干燥叶柄。

【效用】苦、涩，平。归肝、肺、大肠经。收敛止血。用于吐血，衄血，尿血，便血，崩漏。

【用法】煎服，3～9g。

血余炭

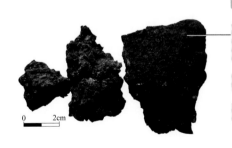

❶ 呈不规则块状，乌黑光亮，有多数细孔。

❷ 体轻，质脆。

❸ 有头发烧焦样臭气。

【来源】人发制成的炭化物。

【效用】苦，平。归肝、胃经。收敛止血，化瘀，利尿。用于吐血，咳血，衄血，血淋，尿血，便血，崩漏，外伤出血；小便不利。

【用法】煎服，5～10g。外用适量。

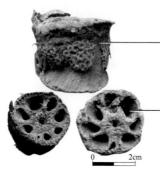

藕节

❶ 呈短圆柱形，中部稍膨大，表面灰黄色至灰棕色，有残存的须根及须根痕。

❷ 断面有多数类圆形的孔。

0 ___ 2cm

【来源】睡莲科植物莲的干燥根茎节部。

【效用】甘、涩，平。归肝、肺、胃经。收敛止血，化瘀。用于吐血，咳血，衄血，尿血，崩漏。

【用法】煎服，9～15g。

（四）温经止血药

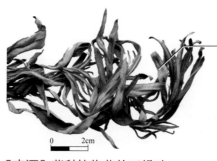

艾叶

❶ 叶片上表面灰绿色或深黄绿色，有稀疏的柔毛及腺点；下表面密生灰白色绒毛。

❷ 质柔软。

❸ 气清香，味苦。

0 ___ 2cm

【来源】菊科植物艾的干燥叶。

【效用】辛、苦，温；有小毒。归肝、脾、肾经。温经止血，散寒止痛，调经，安胎；外用祛湿止痒。用于虚寒性吐血，衄血，崩漏，月经过多；少腹冷痛，经寒不调，宫冷不孕，脘腹冷痛；胎动不安，胎漏下血；皮肤瘙痒。

【用法】煎服，3～9g。外用适量，供灸治或熏洗用。

144

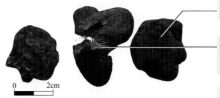

炮姜

❶ 呈不规则块状,具指状分枝。

❷ 质轻,切断面边缘处显棕黑色,中心棕黄色,细颗粒性。

❸ 有姜样的香气,味微辛、辣。

【来源】姜科植物姜的干燥根茎的炮制加工品。

【效用】辛,热。归脾、胃、肾经。温经止血,温中止痛。用于阳虚失血,吐衄崩漏;脾胃虚寒,腹痛吐泻。

【用法】煎服,3～9g。

灶心土

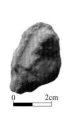
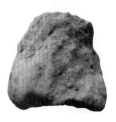

【来源】烧木柴或杂草的土灶内底部中心的焦黄土块。

【效用】辛,温。归脾、胃经。温中止血,止呕,止泻。用于虚寒性出血;胃寒呕吐;脾虚久泻。

【用法】煎服,15～30g,布包先煎;或60～120g,煎汤代水。

十二、活血化瘀药

（一）活血止痛药

川芎

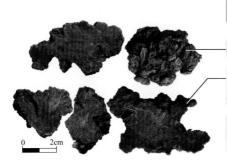

❶ 有多数平行隆起的环节。

❷ 断面灰黄色，散有黄棕色的油室，形成层环呈波状。

❸ 气浓香，味苦、辛，稍有麻舌感，微回甜。

【来源】伞形科植物川芎的干燥根茎。

【效用】辛，温。归肝、胆、心包经。活血行气，祛风止痛。用于血瘀气滞，胸痹心痛，胸胁刺痛，跌仆肿痛，月经不调，经闭痛经，癥瘕腹痛；头痛；风湿痹痛。

【用法】煎服，3 ～ 10g。

延胡索

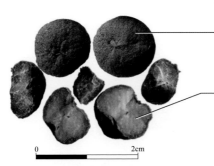

❶ 表面黄色或黄褐色，顶端有略凹陷的茎痕，底部常有疙瘩状突起。

❷ 断面黄色，角质样，有蜡样光泽。

❸ 气微，味苦。

【来源】罂粟科植物延胡索的干燥块茎。

【效用】辛、苦，温。归肝、脾、心经。活血，行气，止痛。用于气滞血瘀，胸胁、脘腹疼痛，胸痹心痛，经闭痛经，产后瘀阻，跌仆肿痛。

【用法】煎服，3 ～ 10g；研末服，一次 1.5 ～ 3g。

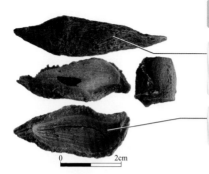

郁金

① 外皮灰褐色或灰棕色，具不规则的纵皱纹，纵纹隆起处色较浅。

② 质坚实，断面多为浅棕色，角质样；有一明显环圈。

0　　　2cm

【来源】姜科植物温郁金、姜黄、广西莪术或蓬莪术的干燥块根。

【效用】辛、苦，寒。归肝、胆、心、肺经。活血止痛，行气解郁，清心凉血，利胆退黄。用于气滞血瘀，胸胁刺痛，胸痹心痛，月经不调，经闭痛经，乳房胀痛；热病神昏，癫痫发狂；血热吐衄，妇女倒经；肝胆湿热，黄疸尿赤，胆胀胁痛。

【用法】煎服，3～10g。

姜黄

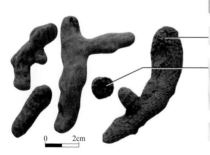

① 外皮深黄色，粗糙。

② 切断面棕黄色至金黄色，角质样，有蜡样光泽，有一明显环圈和多数小点。

③ 气香特异，味苦、辛。

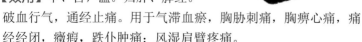

0　　　2cm

【来源】姜科植物姜黄的干燥根茎。

【效用】辛、苦，温。归肝、脾经。

破血行气，通经止痛。用于气滞血瘀，胸胁刺痛，胸痹心痛，痛经经闭，癥瘕，跌仆肿痛；风湿肩臂疼痛。

【用法】煎服，3～10g。外用适量。

147

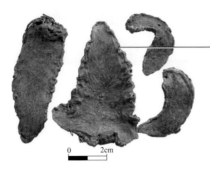

片姜黄

❶ 切面黄白色至棕黄色，有一圈环纹及多数筋脉小点。

❷ 气香特异，味微苦而辛凉。

【来源】姜科植物温郁金的干燥根茎。

【效用】辛、苦，温。归脾、肝经。破血行气，通经止痛。用于胸胁刺痛，胸痹心痛，痛经经闭，癥瘕，风湿肩臂疼痛，跌仆肿痛。

【用法】煎服，3 ～ 9g。

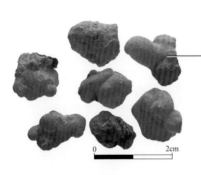

乳香

❶ 呈乳头状、泪滴状或不规则小块，有时粘连成团块。

❷ 气微芳香，味微苦，嚼之黏牙。

❸ 与水共研能形成白色乳状液。

【来源】橄榄科植物乳香树及同属植物树皮渗出的树脂。

【效用】辛、苦，温。归心、肝、脾经。活血定痛，消肿生肌。用于跌打损伤，痈肿疮疡；气滞血瘀，胸痹心痛，胃脘疼痛，痛经经闭，产后瘀阻，癥瘕腹痛，风湿痹痛，筋脉拘挛。

【用法】煎汤或入丸、散，3 ～ 5g，宜炮制去油。外用适量，研末调敷。

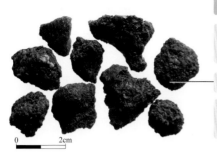

没药

❶ 表面黄棕色或红棕色，凹凸不平，多有尖锐凸起。

❷ 气微芳香，味苦而微辛。

❸ 与水共研能形成黄棕色乳状液。

0   2cm

【来源】橄榄科植物地丁树或哈地丁树的干燥树脂。

【效用】辛、苦，平。归心、肝、脾经。散瘀定痛，消肿生肌。用于跌打损伤，瘀滞疼痛，痈疽肿痛，疮痈溃后久不收口以及多种瘀滞痛证。

【用法】煎服，3～5g，炮制去油，多入丸散用。外用适量。

五灵脂

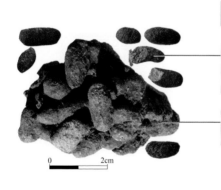

❶ 灵脂米单个粪粒，体轻，质松。断面纤维性，黄色或黄绿色。气微，味苦咸。

❷ 灵脂块为灵脂米黏结成的团块。

0   2cm

【来源】鼯鼠科动物复齿鼯鼠的干燥粪便。

【效用】苦、咸、甘，温。归肝经。活血止痛，化瘀止血。用于瘀血阻滞诸痛证；瘀滞出血证。

【用法】煎服，3～10g，包煎。

149

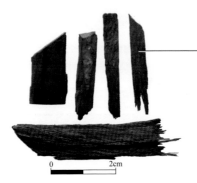

降香

❶ 表面紫红色或红褐色，切面有致密的纹理。

❷ 质硬，有油性。

❸ 火烧有黑烟及油冒出，残留白色灰烬。

❹ 气香，味微苦。

0 2cm

【来源】豆科植物降香檀树干和根的干燥心材。

【效用】辛，温。归肝、脾经。化瘀止血，理气止痛。用于肝郁胁痛，胸痹刺痛，跌仆伤痛；吐血，衄血，外伤出血；秽浊内阻，呕吐腹痛。

【用法】煎服，9～15g，后下。外用适量，研细末敷患处。

（二）活血调经药

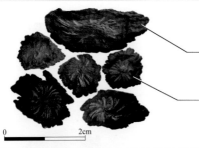

丹参

❶ 外皮棕红色或暗棕红色，偶见紫棕色，粗糙，具纵皱纹。

❷ 质硬而脆，切断面皮部灰棕色，木部黄白色，显放射状花纹。

0 2cm

【来源】唇形科植物丹参的干燥根及根茎。

【效用】苦，微寒。归心、肝经。活血祛瘀，通经止痛，清心除烦，凉血消痈。用于瘀血阻滞之月经不调，痛经经闭，产后腹痛；血瘀胸痹心痛，脘腹胁痛，癥瘕积聚，跌打损伤，热痹疼痛；心烦不眠，疮疡肿痛。

【用法】煎服，10～15g。

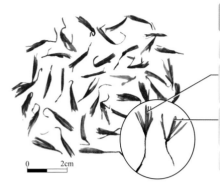

红花

① 表面红黄色或红色。

② 花冠筒细长，先端5裂，裂片呈狭条形。

③ 雄蕊5，花药聚合成筒状，黄白色。

④ 气微香，味微苦。

【来源】菊科植物红花的干燥花。

【效用】辛，温。归心、肝经。活血通经，散瘀止痛。用于瘀血阻滞之经闭，痛经，恶露不行；瘀滞腹痛，胸痹心痛，胸胁刺痛，癥瘕痞块；跌仆损伤，疮疡肿痛；热郁血瘀，斑疹色暗。

【用法】煎服，3～10g。

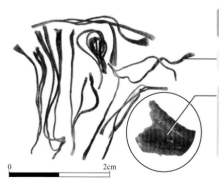

西红花

① 呈线形，三分枝。

② 上部较宽而略扁平，顶端边缘显不整齐的齿状，内侧有一短裂隙，下端有时残留一小段黄色花柱。

【来源】鸢尾科植物番红花的干燥柱头。

【效用】甘，微寒。归心、肝经。活血化瘀，凉血解毒，解郁安神。用于经闭癥瘕，产后瘀阻，温毒发斑，忧郁痞闷，惊悸发狂。

【用法】1～3g，煎服或沸水泡服。

桃仁

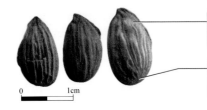

❶ 中部膨大，另端钝圆稍偏斜，边缘较薄。

❷ 自合点处散出多数纵向维管束。

0   1cm

【来源】蔷薇科植物桃或山桃的干燥成熟种子。

【效用】苦、甘，平。归心、肝、大肠经。活血祛瘀，润肠通便，止咳平喘。用于瘀血阻滞之经闭痛经，产后腹痛，癥瘕痞块，跌仆损伤；肺痈，肠痈；肠燥便秘；咳嗽气喘。

【用法】煎服，5～10g。

益母草

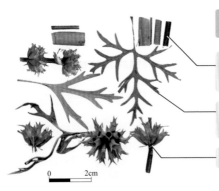

❶ 茎呈方柱形，表面灰绿色或黄绿色，断面中部有髓。

❷ 叶片灰绿色，多破碎成粉末状。

❸ 花萼聚集在茎节处，有尖刺。

0   2cm

【来源】唇形科植物益母草的新鲜或干燥地上部分。

【效用】苦、辛，微寒。归肝、心包、膀胱经。活血调经，利尿消肿，清热解毒。用于瘀滞月经不调，痛经经闭，恶露不尽；水肿尿少，跌打损伤，疮疡肿毒。

【用法】煎服，9～30g；鲜品12～40g。

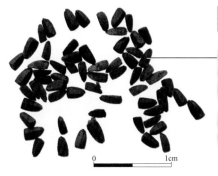

茺蔚子

❶ 呈三棱形，表面灰棕色至灰褐色，有深色斑点，一端稍宽，平截状，另一端渐窄而钝尖。

❷ 果皮薄，子叶类白色，富油性。

0　　　　　　　1cm

【来源】唇形科植物益母草的干燥成熟果实。

【效用】辛、苦，微寒。归心包、肝经。活血调经，清肝明目。用于月经不调，经闭痛经，目赤翳障，头晕胀痛。

【用法】煎服，5～10g。

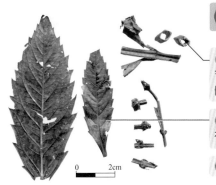

泽兰

❶ 茎方形，黄绿色或带紫色，节处紫色明显，有白色茸毛；髓部中空。

❷ 叶片边缘有锯齿，两面均有短毛。

❸ 无香气，味淡。

0　　　　　　　2cm

【来源】唇形科植物毛叶地瓜儿苗的干燥地上部分。

【效用】苦、辛，微温。归肝、脾经。活血调经，祛瘀消痈，利水消肿。用于血瘀月经不调，经闭痛经，产后瘀血腹痛；跌打伤痛，疮痈肿毒；水肿，腹水。

【用法】煎服，6～12g。

牛膝

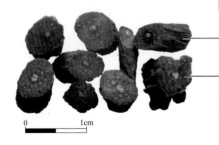

❶ 外皮有微扭曲的细纵皱纹。

❷ 断面淡棕色，中心木质部较大，其外周散有多数黄白色点状维管束，断续排列成2～4轮。

【来源】苋科植物牛膝的干燥根。

【效用】苦、甘、酸，平。归肝、肾经。逐瘀通经，补肝肾，强筋骨，利尿通淋，引血下行。用于瘀血阻滞之经闭，痛经，胞衣不下；跌仆伤痛；腰膝酸痛，筋骨无力；淋证，水肿，小便不利；气火上逆之吐血衄血、牙痛口疮，阴虚阳亢之头痛眩晕。

【用法】煎服，5～12g。

川牛膝

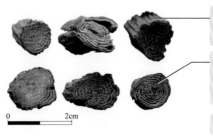

❶ 呈近圆柱形，表面黄棕色或灰褐色，有纵皱纹。

❷ 质韧，断面浅黄色或棕黄色，维管束点状，排列成数轮同心环。

❸ 气微，味甜。

【来源】苋科植物川牛膝的干燥根。

【效用】甘、微苦，平。归肝、肾经。逐瘀通经，通利关节，利尿通淋。用于经闭癥瘕，胞衣不下，跌仆损伤，风湿痹痛，足痿筋挛，尿血血淋。

【用法】煎服，5～10g。

鸡血藤

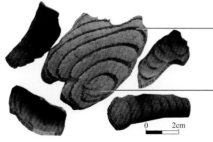

❶ 切断面木部红棕色或棕色，可见3～8个红棕色至黑棕色偏心性半圆形环。

❷ 髓部偏向一侧。

❸ 气微，味涩。

【来源】豆科植物密花豆的干燥藤茎。

【效用】苦、甘，温。归肝、肾经。活血补血，调经止痛，舒筋活络。用于月经不调，痛经，闭经；风湿痹痛，肢体麻木，血虚萎黄。

【用法】煎服，9～15g。

王不留行

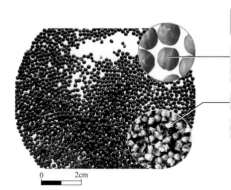

❶ 呈球形，表面黑色，少数红棕色，一侧有一凹陷的纵沟。

❷ 质硬，炒后爆开呈白花状。

❸ 气微，味微涩、苦。

【来源】石竹科植物麦蓝菜的干燥成熟种子。

【效用】苦，平。归肝、胃经。活血通经，下乳消肿，利尿通淋。用于血瘀经闭，痛经，难产；产后乳汁不下，乳痈肿痛；淋证涩痛。

【用法】煎服，5～10g。

月季花

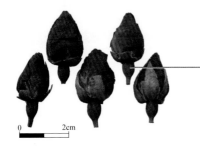

形似玫瑰花，花托长圆形是其主要特点。

0   2cm

【来源】蔷薇科植物月季的干燥花。

【效用】甘，温。归肝经。活血调经，疏肝解郁。用于气滞血瘀，月经不调，痛经，闭经，胸胁胀痛。

【用法】煎服，3～6g。

凌霄花

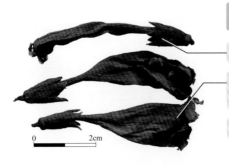

❶ 萼筒钟状，裂至中部。

❷ 花冠先端5裂，下部联合呈漏斗状，表面可见细脉纹。

❸ 气清香，味微苦、酸。

0   2cm

【来源】紫葳科植物凌霄或美洲凌霄的干燥花。

【效用】甘、酸，寒。归肝、心包经。活血通经，凉血祛风。用于血滞经闭，月经不调，癥瘕，产后乳肿，跌打损伤；风疹发红，皮肤瘙痒，痤疮。

【用法】煎服，5～9g。

（三）活血疗伤药

土鳖虫

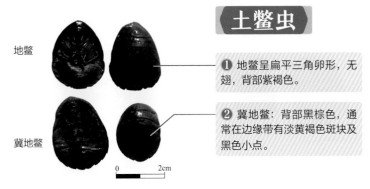

地鳖

冀地鳖

0　　　2cm

❶ 地鳖呈扁平三角卵形，无翅，背部紫褐色。

❷ 冀地鳖：背部黑棕色，通常在边缘带有淡黄褐色斑块及黑色小点。

【来源】鳖蠊科昆虫地鳖或冀地鳖的雌虫干燥体。

【效用】咸，寒；有小毒。归肝经。破血逐瘀，续筋接骨。用于跌打损伤，筋伤骨折；血瘀经闭，产后瘀阻腹痛，癥瘕痞块。

【用法】煎服，3～10g。

马钱子

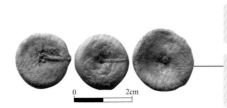

0　　　2cm

❶ 纽扣状圆板形，常一面隆起，一面稍凹下。

❷ 表面密被灰棕或灰绿色绢状茸毛，自中间向四周呈辐射状排列，有丝样光泽。

【来源】马钱科植物马钱的干燥成熟种子。

【效用】苦，温；有大毒。归肝、脾经。通络止痛，散结消肿。用于跌打损伤，骨折肿痛；风湿顽痹，麻木瘫痪；痈疽疮毒，咽喉肿痛。

【用法】0.3～0.6g，炮制后入丸散用。

自然铜

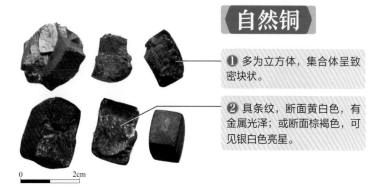

❶ 多为立方体，集合体呈致密块状。

❷ 具条纹，断面黄白色，有金属光泽；或断面棕褐色，可见银白色亮星。

0　　2cm

【来源】硫化物类矿物黄铁矿族黄铁矿，主含二硫化铁（FeS_2）。

【效用】辛，平。归肝经。散瘀止痛，续筋接骨。用于跌打损伤，筋骨折伤，瘀肿疼痛。

【用法】3～9g，多入丸散服，若入煎剂宜先煎。外用适量。

苏木

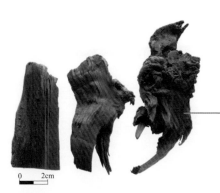

❶ 大小不一，表面黄红色至棕红色，气微，味微涩。

❷ 水浸液淡红色，加酸变黄，再加碱又变红。

0　　2cm

【来源】豆科植物苏木的干燥心材。

【效用】甘、咸，平。归心、肝、脾经。活血祛瘀，消肿止痛。用于跌打损伤，骨折筋伤，瘀滞肿痛；血滞经闭痛经，产后瘀阻，胸腹刺痛，痈疽肿痛。

【用法】煎服，3～9g。

骨碎补

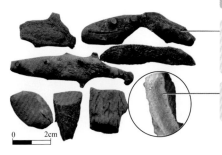

❶ 表面密被深棕色至暗棕色的小鳞片，两侧及上表面均具突起或凹下的圆形叶痕。

❷ 断面维管束呈黄色点状，排列成环。

0 2cm

【来源】水龙骨科植物槲蕨的干燥根茎。

【效用】苦，温。归肝、肾经。活血疗伤止痛，补肾强骨；外用消风祛斑。用于跌仆闪挫，筋骨折伤；肾虚腰痛，筋骨痿软，耳鸣耳聋，牙齿松动，久泻；斑秃，白癜风。

【用法】煎服，3～9g。

血竭

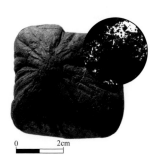

❶ 取粉末，置白纸上，用火隔纸烘烤即溶化，但无扩散的油迹，对光照视呈鲜艳的红色。

❷ 以火燃烧则产生呛鼻的烟气。

0 2cm

【来源】棕榈科植物麒麟竭果实渗出的树脂经加工制成。

【效用】甘、咸，平。归心、肝经。活血定痛，化瘀止血，生肌敛疮。用于跌打损伤，心腹瘀痛；外伤出血；疮疡不敛。

【用法】研末服，1～2g，或入丸剂。外用研末撒或入膏药用。

儿茶

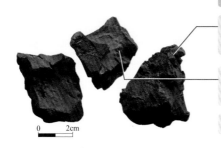

❶ 表面褐黑色或黑褐色，光滑而稍有光泽。

❷ 断面不整齐，有光泽，有细孔；遇潮有黏性。

❸ 气微，味涩、苦、略回甜。

【来源】豆科植物儿茶的去皮枝、干的干燥煎膏。

【效用】苦、涩，微寒。归心、肺经。活血止痛，止血生肌，收湿敛疮，清肺化痰。用于跌仆伤痛；外伤出血，吐血衄血；疮疡不敛，湿疹湿疮，牙疳，下疳，痔疮；肺热咳嗽。

【用法】煎服，1～3g，包煎；多入丸散服。外用适量。

北刘寄奴

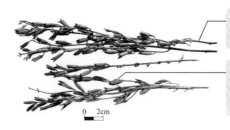

❶ 茎圆柱形有棱，表面棕褐色或黑棕色。

❷ 总状花序顶生，花有短梗，花萼长筒状，黄棕色至黑棕色，有明显 10 条纵棱。

【来源】玄参科植物阴行草的干燥全草。

【效用】苦，寒。归脾、胃、肝、胆经。活血祛瘀，通经止痛，凉血止血，清热利湿。用于瘀血经闭，月经不调，产后腹痛，癥瘕积聚，跌打伤痛，血痢，血淋，以及湿热黄疸、水肿、带下等。

【用法】煎服，6～9g。

（四）破血消癥药

莪术

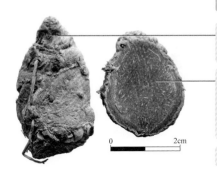

❶ 圆形或长圆形，表面灰黄色至灰棕色。

❷ 切断面蜡样，常附有灰棕色粉末，靠外缘可见一类白色环纹，内部有多数类白色点或短线。

❸ 气微香，味微苦而辛。

【来源】姜科植物蓬莪术、广西莪术或温郁金的干燥根茎。

【效用】辛、苦，温。归肝、脾经。行气破血，消积止痛。用于癥瘕痞块，瘀血经闭，胸痹心痛；食积气滞，脘腹胀痛。

【用法】煎服，6～9g。

三棱

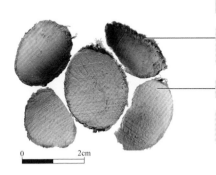

❶ 外表面黄白色或灰黄色，有刀削痕和密集的点状须根痕。

❷ 切断面致密，无明显的纹理。

❸ 气微，味淡，嚼之微有麻辣感。

【来源】黑三棱科植物黑三棱的干燥块茎。

【效用】辛、苦，平。归肝、脾经。破血行气，消积止痛。用于癥瘕痞块，瘀血经闭，胸痹心痛，食积气滞，脘腹胀痛。

【用法】煎服，5～10g。

水蛭

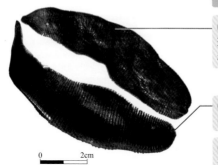

❶ 背部用水浸后，可见黑色斑点排成5条纵纹。腹面平坦，棕黄色。

❷ 两侧棕黄色，两端各具一吸盘。

❸ 气微腥。使用前多用滑石粉烫至膨胀、疏松。

0   2cm

【来源】水蛭科动物蚂蟥、水蛭或柳叶蚂蟥的干燥体。

【效用】咸、苦，平；有小毒。归肝经。破血通经，逐瘀消癥。用于血瘀经闭，癥瘕痞块；中风偏瘫，跌仆损伤，瘀滞心腹疼痛。

【用法】煎服，1～3g。

虻虫

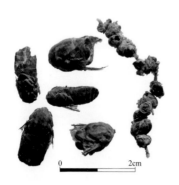

本品即干燥的牛虻。

0   2cm

【来源】虻科昆虫复带虻等的雌虫体。

【效用】苦，微寒；有小毒。归肝经。破血逐瘀，消癥散结。用于血瘀经闭，癥瘕痞块；跌打损伤，瘀滞肿痛。

【用法】煎服，1～1.5g；研末服，0.3g。

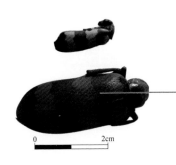

斑蝥

❶ 呈长圆形，长1～2.5cm。

❷ 背部有黑黄相间的横纹。

❸ 有特殊的臭气。

0　　　　2cm

【来源】芫青科昆虫南方大斑蝥或黄黑小斑蝥的干燥体。

【效用】辛，热；有大毒。归肝、胃、肾经。破血逐瘀，散结消癥，攻毒蚀疮。用于癥瘕，瘀滞经闭；顽癣，赘疣，痈疽不溃，恶疮死肌。

【用法】内服，0.03～0.06g，炮制后多入丸散用。外用适量，研末或浸酒、醋，或制油膏涂敷患处，不宜大面积用。

穿山甲

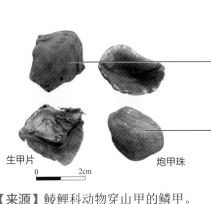

❶ 生甲片外表面有数十条纵纹，内表面中部有1条突起的弓形横棱。

❷ 炮甲珠：热沙烫至膨胀卷曲，呈金黄色，质脆。

生甲片

0　　　　2cm

炮甲珠

【来源】鲮鲤科动物穿山甲的鳞甲。

【效用】咸，微寒。归肝、胃经。活血消癥，通经下乳，消肿排脓，搜风通络。用于血滞经闭，癥瘕；产后乳汁不通；痈肿疮毒，瘰疬；风湿痹痛，中风瘫痪，麻木拘挛。

【用法】煎服，5～10g，一般炮制后用。

163

十三、化痰止咳平喘药

（一）温化寒痰药

半夏

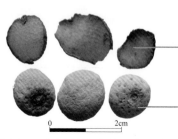

① 清半夏、姜半夏切成圆形薄片，类白色或黄白色。气微，味淡。

② 法半夏类球形，表面浅黄色。

【来源】天南星科植物半夏的干燥块茎。常炮制成清半夏、姜半夏、法半夏。

【效用】辛，温；有毒。归脾、胃、肺经。燥湿化痰，降逆止呕，消痞散结。用于湿痰寒痰，咳喘痰多，痰饮眩悸，风痰眩晕，痰厥头痛；胃气上逆，呕吐反胃；胸脘痞闷，梅核气；痈疽肿毒，瘰疬痰核，毒蛇咬伤。

【用法】内服一般炮制后使用，3～9g。外用适量，磨汁涂或研末以酒调敷患处。

水半夏

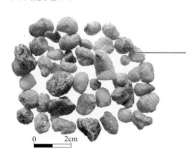

① 表面有凸起的叶痕或芽痕，呈黄棕色至棕色。有的下端略尖。

② 质坚实，断面白色，粉性。

③ 气微，味辛辣，麻舌而刺喉。

【来源】天南星科植物鞭檐犁头尖的干燥块茎。

【效用】辛，温；有毒。归脾、肺经。燥湿化痰，解毒消肿，止血。用于咳嗽痰多；外用治痈疮疖肿，无名肿痛，毒虫咬伤，外伤出血。

【用法】煎服，3～9g；或入丸、散。

天南星

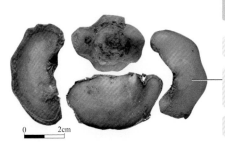

❶ 多呈肾形或类圆形薄片。

❷ 质脆，易破碎，断面致密，灰白色至浅灰棕色。

❸ 气微，味淡。

【来源】天南星科植物天南星、异叶天南星或东北天南星的干燥块茎。

【效用】苦、辛，温；有毒。归肺、肝、脾经。燥湿化痰，祛风止痉，散结消肿。用于顽痰咳喘，胸膈胀闷；风痰眩晕，中风痰壅，口眼㖞斜，半身不遂，癫痫，惊风，破伤风；痈肿，瘰疬痰核，蛇虫咬伤。

【用法】内服制用，3～9g。外用生品适量，研末以醋或酒调敷患处。

胆南星

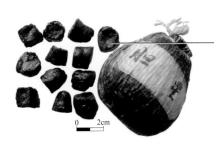

❶ 呈方块状或圆柱状，棕黄色、灰棕色或棕黑色，质硬。

❷ 气微腥，味苦。

【来源】制天南星的细粉与牛、羊或猪胆汁经加工而成，或为生天南星细粉与牛、羊或猪胆汁经发酵而成。

【效用】苦、微辛，凉。归肺、肝、脾经。清热化痰，息风定惊。用于痰热咳嗽、咳痰黄稠、中风痰迷、癫狂惊痫。

【用法】煎服，3～6g。

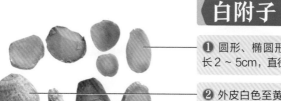

白附子

❶ 圆形、椭圆形或卵圆形，长2～5cm，直径1～3cm。

❷ 外皮白色至黄白色，有多数突起的须根痕。

❸ 切断面致密，类白色。

【来源】天南星科植物独角莲的干燥块茎。

【效用】辛，温；有毒。归胃、肝经。燥湿化痰，祛风止痉，止痛，解毒散结。用于中风痰壅，口眼㖞斜，语言謇涩，惊风癫痫，破伤风；痰厥头痛，偏正头痛；瘰疬痰核，毒蛇咬伤。

【用法】煎服，3～6g，一般炮制后用。外用生品适量捣烂，熬膏或研末以酒调敷患处。

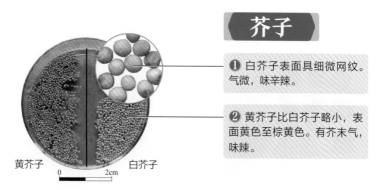

芥子

❶ 白芥子表面具细微网纹。气微，味辛辣。

❷ 黄芥子比白芥子略小，表面黄色至棕黄色。有芥末气，味辣。

黄芥子　白芥子

【来源】十字花科植物白芥或芥的干燥成熟种子。

【效用】辛，温。归肺经。温肺豁痰，利气散结，通络止痛。用于寒痰咳嗽，悬饮胸胁胀痛；痰滞经络，关节麻木疼痛，痰湿流注，阴疽肿毒。

【用法】煎服，3～9g。外用适量。

皂荚

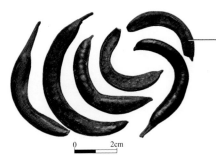

❶ 形似豆角而大，无毛，常被白色粉霜，擦后有光泽，并有细小的疣点状突起。

❷ 有刺激性，嗅其粉末可引起喷嚏，味辛辣。

【来源】豆科植物皂荚的干燥成熟果实和不育果实。

【效用】辛、咸，温；有小毒。归肺、大肠经。祛痰开窍，散结消肿。用于中风口噤，昏迷不醒，癫痫痰盛，关窍不通，痰阻喉痹；顽痰咳喘，咳痰不爽；大便燥结；痈肿。

【用法】1～1.5g，多入丸散用。

皂角刺

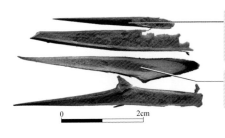

❶ 为主刺和1～2次分枝的棘刺。切片厚0.1～0.3cm，常带有尖细的刺端。

❷ 木部黄白色，髓部疏松，淡红棕色；质脆易折断。

【来源】豆科植物皂荚的干燥棘刺。

【效用】辛，温。归肝、胃经。消肿托毒，排脓，杀虫。用于痈疽初起或脓成不溃，外治疥癣麻风。

【用法】煎服，3～10g。外用适量，醋蒸取汁涂患处。

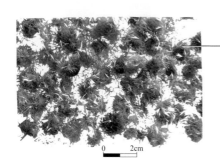

旋覆花

❶ 呈黄白夹杂的毛团状，直径1～2cm。

❷ 体轻，易散碎。

❸ 气微，味微苦。

0   2cm

【来源】菊科植物旋覆花或欧亚旋覆花的干燥头状花序。

【效用】苦、辛、咸，微温。归肺、脾、胃、大肠经。降气，消痰，行水，止呕。用于风寒咳嗽，痰饮蓄结，胸膈痞闷，喘咳痰多；呕吐噫气，心下痞硬。

【用法】煎服，3～9g，包煎。

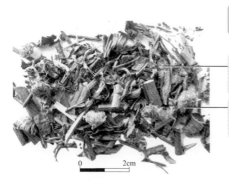

金沸草

❶ 叶片椭圆状披针形，宽1～2.5cm，边缘不反卷。

❷ 头状花序较大，直径1～2cm，冠毛长约0.5cm。

0   2cm

【来源】菊科植物条叶旋覆花或旋覆花的干燥地上部分。

【效用】苦、辛、咸，温。归肺、大肠经。降气，消痰，行水。用于外感风寒，痰饮蓄积，咳喘痰多，胸膈痞满。

【用法】煎服，5～10g。

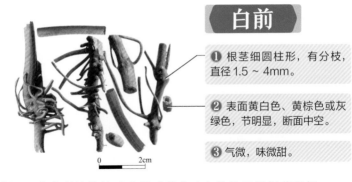

白前

❶ 根茎细圆柱形，有分枝，直径 1.5 ~ 4mm。

❷ 表面黄白色、黄棕色或灰绿色，节明显，断面中空。

❸ 气微，味微甜。

【来源】萝藦科植物柳叶白前或芫花叶白前的干燥根茎及根。

【效用】辛、苦，微温。归肺经。降气，消痰，止咳。用于肺气壅实，咳嗽痰多，胸满喘急。

【用法】煎服，3 ~ 10g。

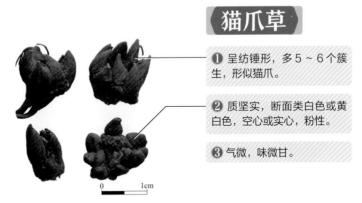

猫爪草

❶ 呈纺锤形，多 5 ~ 6 个簇生，形似猫爪。

❷ 质坚实，断面类白色或黄白色，空心或实心，粉性。

❸ 气微，味微甘。

【来源】毛茛科植物小毛茛的干燥块根。

【效用】甘、辛，温。归肝、肺经。化痰散结，解毒消肿。用于瘰疬痰核；疔疮肿毒，蛇虫咬伤。

【用法】煎服，15 ~ 30g，单味药可用至 120g。

（二）清化热痰药

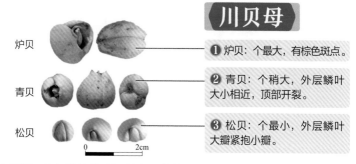

川贝母

炉贝
青贝
松贝

0　　　2cm

❶ 炉贝：个最大，有棕色斑点。

❷ 青贝：个稍大，外层鳞叶大小相近，顶部开裂。

❸ 松贝：个最小，外层鳞叶大瓣紧抱小瓣。

【来源】百合科植物川贝母、暗紫贝母、甘肃贝母、梭砂贝母、太白贝母或瓦布贝母的干燥鳞茎。

【效用】苦、甘，微寒。归肺、心经。清热润肺，化痰止咳，散结消痈。用于肺热燥咳，干咳少痰，阴虚劳嗽，痰中带血；瘰疬，疮毒，乳痈，肺痈。

【用法】煎服，3～10g；研粉冲服，一次1～2g。

平贝母

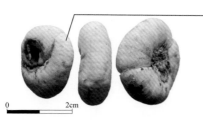

0　　　2cm

❶ 外层鳞叶2瓣，肥厚，大小相近或一片稍大抱合，顶端略平或微凹入，常稍开裂；中央鳞片小。

❷ 气微，味苦。

【来源】百合科植物平贝母的干燥鳞茎。

【效用】苦、甘，微寒。归肺、心经。清热润肺，化痰止咳。用于肺热燥咳，干咳少痰，阴虚劳嗽，咳痰带血。

【用法】煎服，3～9g；研粉冲服，一次1～2g。

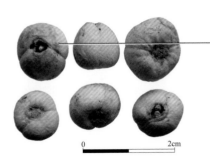

伊贝母

❶ 外层鳞叶 2 瓣，月牙形，肥厚，大小相近而紧靠。顶端平展而开裂，基部圆钝。

❷ 质硬而脆，富粉性。气微，味微苦。

0 　　　　　2cm

【来源】百合科植物新疆贝母或伊犁贝母的干燥鳞茎。

【效用】苦、甘、微寒。归肺、心经。清热润肺，化痰止咳。用于肺热燥咳，干咳少痰，阴虚劳嗽，咳痰带血。

【用法】煎服，3 ～ 9g。

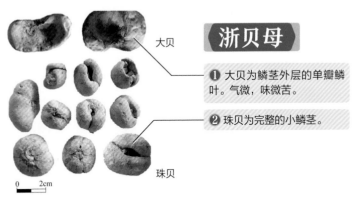

浙贝母

大贝

❶ 大贝为鳞茎外层的单瓣鳞叶。气微，味微苦。

❷ 珠贝为完整的小鳞茎。

珠贝

0 　2cm

【来源】百合科植物浙贝母的干燥鳞茎。

【效用】苦，寒。归肺、心经。清热化痰止咳，解毒散结消痈。用于风热咳嗽，痰火咳嗽；瘰疬，瘿瘤，疮毒，肺痈，乳痈。

【用法】煎服，5 ～ 10g。

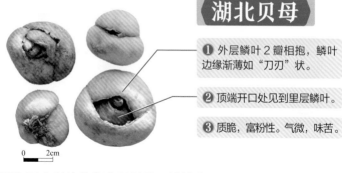

湖北贝母

❶ 外层鳞叶2瓣相抱，鳞叶边缘渐薄如"刀刃"状。

❷ 顶端开口处见到里层鳞叶。

❸ 质脆，富粉性。气微，味苦。

0　2cm

【来源】百合科植物湖北贝母的干燥鳞茎。

【效用】微苦，凉。归肺、心经。清热化痰，止咳，散结。用于热痰咳嗽，瘰疬痰核，痈肿疮毒。

【用法】3～9g，研粉冲服。

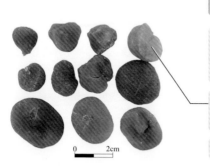

土贝母

❶ 为不规则的块，大小不等。表面淡红棕色或暗棕色，凹凸不平。

❷ 质坚硬，不易折断，断面角质样。

❸ 气微，味微苦。

0　2cm

【来源】葫芦科植物土贝母的干燥块茎。

【效用】苦，微寒。归肺、脾经。解毒，散结，消肿。用于乳痈，瘰疬，痰核。

【用法】煎服，5～10g。

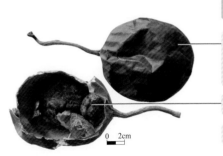

瓜蒌

❶ 表面橙红色或橙黄色，皱缩或较光滑，基部略尖，具残存的果梗。

❷ 质内部果瓤橙黄色，黏稠。

❸ 具焦糖气，味微酸、甜。

【来源】葫芦科植物栝楼或双边栝楼的干燥成熟果实。

【效用】甘、微苦，寒。归肺、胃、大肠经。清热涤痰，宽胸散结，润燥滑肠。用于肺热咳嗽，痰浊黄稠；胸痹心痛，结胸痞满；肺痈，肠痈，乳痈；大便秘结。

【用法】煎服，9～15g。

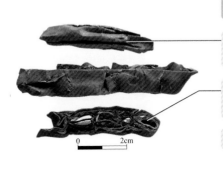

瓜蒌皮

❶ 常切成2至数瓣，边缘向内卷。

❷ 有的有残存果梗；内表面黄白色。质较脆，易折断。

❸ 具焦糖气，味淡、微酸。

【来源】葫芦科植物栝楼或双边栝楼的干燥成熟果皮。

【效用】甘，寒。归肺、胃经。清化热痰，利气宽胸。用于痰热咳嗽，胸闷胁痛。

【用法】煎服，6～10g。

瓜蒌子

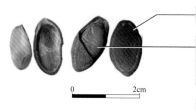

❶ 沿边缘有1圈沟纹。

❷ 种皮坚硬；内种皮膜质，灰绿色，子叶2，黄白色，富油性。

❸ 气微，味淡。

【来源】葫芦科植物栝楼或双边栝楼的干燥成熟种子。

【效用】甘，寒。归肺、胃、大肠经。润肺化痰，滑肠通便。用于燥咳痰黏，肠燥便秘。

【用法】煎服，9～15g。

竹茹

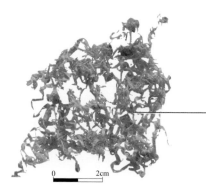

❶ 为卷曲成团的不规则丝条或呈长条形薄片，宽窄厚薄不等。

❷ 浅绿色或黄绿色，体轻松，质柔韧，有弹性。

❸ 气微，味淡。

【来源】禾本科植物青秆竹、大头典竹或淡竹的茎的干燥中间层。

【效用】甘，微寒。归肺、胃、心、胆经。清热化痰，除烦，止呕。用于痰热咳嗽，胆火夹痰，惊悸不宁，心烦失眠；中风痰迷，舌强不语；胃热呕吐，妊娠恶阻，胎动不安。

【用法】煎服，5～10g。

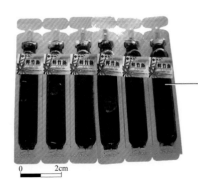

竹沥

为黄色或黄棕色的透明液体；具竹香气，味微甜。

【来源】禾本科植物青竿竹、大头典竹或淡竹及同属数种植物的鲜竿经火烤灼而流出的淡黄色澄清液汁。

【效用】甘，寒。归心、肺、肝经。清热豁痰，定惊利窍。用于痰热咳喘；中风痰迷，惊痫癫狂。

【用法】30～50ml，冲服。

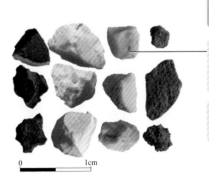

天竺黄

❶ 体轻，质硬脆，易破碎，断面灰白色，吸湿性强，舔之黏舌。

❷ 置于水中产生气泡，原象牙色逐渐变为淡绿色或天蓝色。

【来源】禾本科植物青皮竹或华思劳竹等竿内的分泌液干燥后的块状物。

【效用】甘，寒。归心、肝经。清热豁痰，清心定惊。用于热病神昏，中风痰迷；小儿痰热惊痫、抽搐、夜啼。

【用法】煎服，3～9g。

前胡

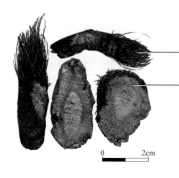

① 上部有密集环纹及毛须。

② 切断面不整齐，淡黄白色，皮部散有多数棕黄色油点，有一棕色环纹。

③ 气芳香，味微苦、辛。

0　2cm

【来源】伞形科植物白花前胡或紫花前胡的干燥根。

【效用】苦、辛，微寒。归肺经。降气化痰，散风清热。用于痰热咳喘，咯痰黄稠；风热咳嗽痰多。

【用法】煎服，3～10g。

桔梗

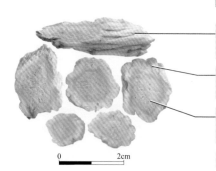

① 外表皮白色或淡黄白色，具有不规则扭曲纵向皱纹。

② 呈圆形或椭圆形，边缘起伏不平。

③ 切断面有一棕色环纹，皮部类白色，有裂隙，木部淡黄色。

④ 气微，味微甜后苦。

0　2cm

【来源】桔梗科植物桔梗的干燥根。

【效用】苦、辛，平。归肺经。宣肺，祛痰，利咽，排脓。用于咳嗽痰多，咯痰不爽，胸闷不畅；咽痛音哑；肺痈吐脓。

【用法】煎服，3～10g。

胖大海

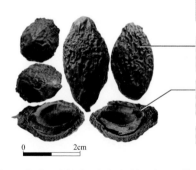

❶ 外层种皮极薄，质脆，易脱落。

❷ 中层种皮较厚，黑褐色，质松易碎，遇水膨胀成海绵状。

❸ 气微，味淡，嚼之有黏性。

【来源】梧桐科植物胖大海的干燥成熟种子。

【效用】甘，寒。归肺、大肠经。清热润肺，利咽开音，润肠通便。用于肺热声哑，咽喉干痛，干咳无痰；热结便秘，头痛目赤。

【用法】2～3枚，沸水泡服或煎服。

罗汉果

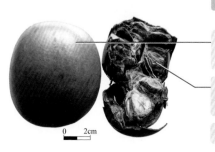

❶ 呈卵形、椭圆形或球形，表面褐色、黄褐色或绿褐色。

❷ 果皮薄，易破。果瓤海绵状，包裹众多种子。

❸ 气微，味甜。

【来源】葫芦科植物罗汉果的干燥果实。

【效用】甘，凉。归肺、大肠经。清热润肺，利咽开音，滑肠通便。用于肺热燥咳，咽痛失音，肠燥便秘。

【用法】煎服，9～15g。

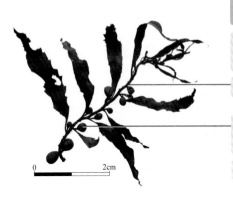

海藻

❶ 皱缩卷曲，黑褐色，有的被白霜。

❷ 有些细枝上可见小刺状突起。

❸ 叶腋气囊，黑褐色，有的有柄。

❹ 气腥，味微咸。

0   2cm

【来源】马尾藻科植物海蒿子或羊栖菜的干燥藻体。

【效用】苦、咸，寒。归肝、胃、肾经。消痰软坚散结，利水消肿。用于瘿瘤，瘰疬，睾丸肿痛；痰饮水肿。

【用法】煎服，6～12g。

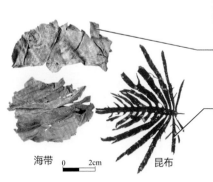

昆布

❶ 多数昆布即日常食用的海带，以水浸手捻不分层者。

❷ 另有一种昆布，形似海带，但两侧呈羽状深裂，裂片呈长舌状。

海带   0   2cm   昆布

【来源】海带科植物海带或翅藻科植物昆布的干燥叶状体。

【效用】咸，寒。归肝、胃、肾经。消痰软坚散结，利水消肿。用于瘿瘤，瘰疬，睾丸肿痛；痰饮水肿。

【用法】煎服，6～12g。

黄药子

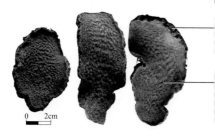

❶ 外皮具皱褶并密布类白色圆点状凸起的须根痕。

❷ 切断面平坦或凹凸不平，多数密布颗粒状突起，并散有橙黄色麻点。

【来源】薯蓣科植物黄独的干燥块茎。

【效用】苦，寒；有毒。归肺、肝、心经。化痰散结消瘿，清热凉血解毒。用于瘿瘤；疮疡肿毒，咽喉肿痛，毒蛇咬伤。

【用法】煎服，5～15g；研末服，1～2g。

海蛤壳

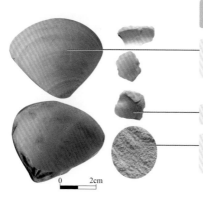

❶ 壳外面光滑，黄褐色或淡黄色，同心生长纹清晰。

❷ 质坚硬，断面有层纹。

❸ 蛤粉：将蛤壳用煅法炮制成白色细粉。

【来源】帘蛤科动物文蛤或青蛤的贝壳。

【效用】苦、咸，寒。归肺、肾、胃经。清热化痰，软坚散结，制酸止痛；外用收湿敛疮。用于痰火咳嗽，胸胁疼痛，痰中带血；瘰疬，瘿瘤，痰核；胃痛吞酸，湿疹，烧烫伤。

【用法】煎服，6～15g，先煎，蛤粉包煎。

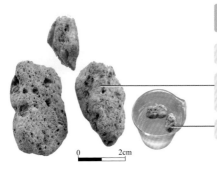

浮石

❶ 呈不规则块状，大小不一。

❷ 表面灰白色或淡褐色，有无数大小不等的细孔。

❸ 体轻，入水浮而不沉。

0   2cm

【来源】火山岩喷出的岩浆形成的多孔性石块。

【效用】咸，寒。归肺、肾经。清肺化痰，软坚散结，利尿通淋。用于痰热咳喘；瘰疬，瘿瘤；血淋，石淋。

【用法】煎服，10～15g；打碎先煎。

瓦楞子

❶ 略呈三角形或扇形贝壳。

❷ 壳外面隆起，有放射肋数十条，形似房上瓦垄。

❸ 壳内面平滑，白色，坚硬。

0   2cm

【来源】蚶科动物毛蚶、泥蚶或魁蚶的贝壳。

【效用】咸，平。归肺、胃、肝经。消痰化瘀，软坚散结，制酸止痛。用于顽痰胶结，黏稠难咯；瘿瘤，瘰疬；癥瘕痞块；胃痛泛酸。

【用法】煎服，9～15g，先煎。

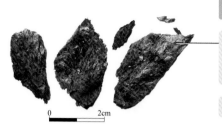

礞石

❶ 棕黄色或黄褐色，带有金黄色或银白色光泽。质脆，用手捻之，易碎成金黄色闪光小片。

❷ 具滑腻感。气微，味淡。

【来源】变质岩类黑云母片岩或绿泥石化云母碳酸盐片岩，称青礞石；或变质岩类蛭石片岩或水黑云母片岩，称金礞石。

【效用】甘、咸，平。归肺、心、肝经。坠痰下气，平肝镇惊。用于顽痰胶结，咳逆喘急；癫痫发狂，烦躁胸闷，惊风抽搐。

【用法】多入丸散服，3～6g；煎汤10～15g，布包先煎。

（三）止咳平喘药

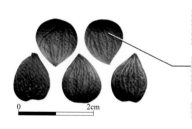

苦杏仁

❶ 呈扁心形，一端尖，另端钝圆，肥厚，左右不对称。

❷ 底端向上发散出多数深棕色的脉纹（维管束）。

❸ 气微，味苦。

【来源】蔷薇科植物山杏、西伯利亚杏、东北杏或杏的干燥成熟种子。

【效用】苦，微温；有小毒。归肺、大肠经。降气止咳平喘，润肠通便。用于咳嗽气喘，胸满痰多；肠燥便秘。

【用法】煎服，5～10g。生品入煎剂后下。

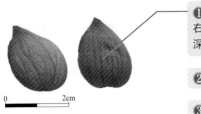

甜杏仁

❶ 呈扁心形，底端钝圆，左右不对称，在合点处分出多数深棕色的脉纹。

❷ 除去种皮，子叶2片富油性。

❸ 气微，味微甜。

0　　　　2cm

【来源】蔷薇科植物杏及其栽培变种的干燥成熟味甜的种子。

【效用】甘，平。归肺、大肠经。润肺止咳，润肠通便。用于虚劳咳嗽，肠燥便秘。

【用法】煎服，5～10g。

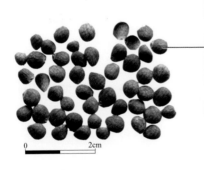

紫苏子

❶ 表面灰棕色或灰褐色，有微隆起的暗紫色网纹，基部稍尖，有灰白色点状果梗痕。

❷ 压碎嗅之有紫苏叶样香气。

0　　　　2cm

【来源】唇形科植物紫苏的干燥成熟果实。

【效用】辛，温。归肺、大肠经。降气化痰，止咳平喘，润肠通便。用于痰壅气逆，咳嗽气喘，肠燥便秘。

【用法】煎服，3～10g。

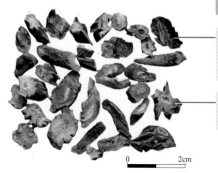

百部

❶ 外表面黄白色或淡棕黄色，有不规则深纵沟或皱褶，间或有横皱纹。

❷ 断面平坦，角质样，有的中空。

0   2cm

【来源】百部科植物直立百部、蔓生百部或对叶百部的干燥块根。

【效用】甘、苦，微温。归肺经。润肺下气止咳，杀虫灭虱。用于新久咳嗽，肺痨咳嗽，顿咳；头虱，体虱，疥癣，蛲虫病，阴痒。

【用法】煎服，3～9g。外用适量，水煎或酒浸。

紫菀

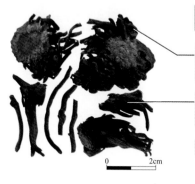

❶ 根茎呈不规则块状，簇生多数细根。

❷ 表面紫红色或灰红色，有纵皱纹；质较柔韧。

❸ 气微香，味甜、微苦。

0   2cm

【来源】菊科植物紫菀的干燥根和根茎。

【效用】辛、苦，温。归肺经。润肺下气，化痰止咳。用于痰多喘咳，新久咳嗽，劳嗽咳血。

【用法】煎服，5～10g。

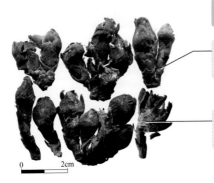

款冬花

❶ 单生或 2～3 个基部连生，外面被有多数鱼鳞状苞片。

❷ 苞片外表面紫红色或淡红色，内表面密被白色絮状茸毛。

【来源】菊科植物款冬的干燥花蕾。

【效用】辛、微苦，温。归肺经。润肺下气，止咳化痰。用于新久咳嗽，喘咳痰多，劳嗽咳血。

【用法】煎服，5～10g。

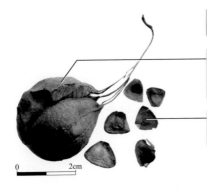

马兜铃

❶ 果皮外表面黄绿色、灰绿色或棕褐色，有纵棱线和多数横向平行的细脉纹。

❷ 种子扁平而薄，钝三角形或扇形，边缘翅状。

【来源】马兜铃科植物北马兜铃或马兜铃的干燥成熟果实。

【效用】苦，微寒。归肺、大肠经。清肺降气，止咳平喘，清肠消痔。用于肺热咳喘，痰中带血；肠热痔血，痔疮肿痛。

【用法】煎服，3～9g。

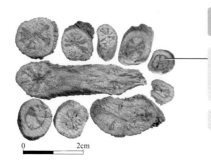

青木香

❶ 断面不平坦，皮部宽，形成层环明显，木部分布不均匀，导管孔明显。

❷ 气香特异，味苦。

【来源】马兜铃科植物马兜铃的干燥根。

【效用】辛、苦，寒，小毒；归肝、胃经。行气止痛，解毒消肿。用于肝胃气滞之胸胁脘腹疼痛，泻痢腹痛，疔疮肿痛，皮肤湿疮，毒蛇咬伤。

【用法】煎服，3～9g。研末服，1.5～2g。外用适量，研末调敷或磨汁涂。

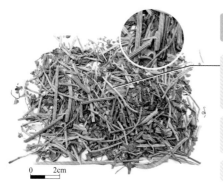

天仙藤

❶ 茎呈细长圆柱形，略扭曲，表面黄绿色或淡黄褐色，有纵棱及节。

❷ 断面有数个大小不等的维管束。

❸ 气清香，味淡。

【来源】马兜铃科植物马兜铃或北马兜铃的干燥地上部分。

【效用】苦，温。归肝、脾、肾经。行气活血，通络止痛。用于气滞血瘀之脘腹刺痛，风湿痹痛。

【用法】煎服，3～6g。

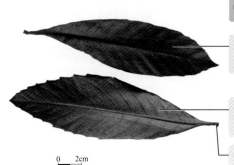

枇杷叶

❶ 叶片革质，上表面灰绿色、黄棕色或红棕色，较光滑。

❷ 下表面密被黄色绒毛，侧脉羽状。

❸ 叶柄极短，被棕黄色绒毛。

0　2cm

【来源】蔷薇科植物枇杷的干燥叶。

【效用】苦，微寒。归肺、胃经。清肺止咳，降逆止呕。用于肺热咳嗽，气逆喘急；胃热呕吐，呃逆，烦热口渴。

【用法】煎服，6 ～ 10g。

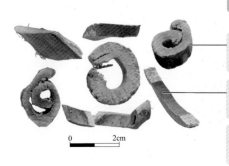

桑白皮

❶ 外表面有残留橙黄色或棕黄色粗皮。

❷ 内表面黄白色或灰黄色，有细纵纹。

❸ 体轻，质韧，易纵向撕裂，撕裂时有粉尘飞扬。

0　2cm

【来源】桑科植物桑的干燥根皮。

【效用】甘，寒。归肺经。泻肺平喘，利水消肿。用于肺热喘咳；水肿胀满尿少，面目肌肤浮肿。

【用法】煎服，6 ～ 12g。

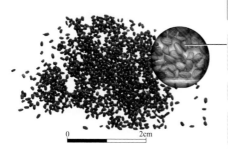

葶苈子

❶ 表面微有光泽，具纵沟2条，其中1条较明显。

❷ 气微，味微辛辣，黏性较强。

❸ 加水浸泡后，可溶出透明状黏液层。

0   2cm

【来源】十字花科植物播娘蒿或独行菜的干燥成熟种子。

【效用】辛、苦，大寒。归肺、膀胱经。泻肺平喘，行水消肿。用于痰涎壅肺，喘咳痰多，胸胁胀满，不得平卧；水肿，胸腹积水，小便不利。

【用法】煎服，3～10g，包煎。

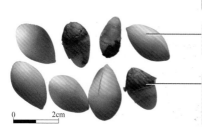

白果

❶ 外壳骨质，坚硬平滑，具2～3条棱线。

❷ 内种皮膜质，种仁一端淡棕色，另一端金黄色，横断面外层黄色，胶质样。

0   2cm

【来源】银杏科植物银杏的干燥成熟种子。

【效用】甘、苦、涩，平；有毒。归肺、肾经。敛肺定喘，收涩止带，缩尿。用于喘咳气逆，痰多；带下，白浊，遗尿尿频。

【用法】煎服，5～10g。

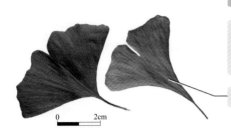

银杏叶

❶ 完整者呈扇形，上缘呈不规则的波状弯曲，有的中间凹入，深者可达叶长的 4/5。

❷ 具二叉状平行叶脉，细而密。

0 　　　2cm

【来源】银杏科植物银杏的干燥叶。

【效用】甘、苦、涩，平。归心、肺经。活血化瘀，通络止痛，敛肺平喘，化浊降脂。用于瘀血阻络，胸痹心痛，中风偏瘫，肺虚咳喘，高脂血症。

【用法】煎服，9 ～ 12g。

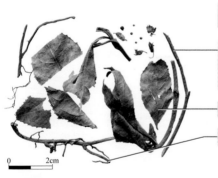

矮地茶

❶ 茎略呈扁圆柱形，表面红棕色，有细纵纹、叶痕及节；质硬，易折断。

❷ 叶互生，集生于茎梢。

❸ 根茎圆柱形，疏生须根。

0 　　　2cm

【来源】紫金牛科植物紫金牛的干燥全草。

【效用】辛、微苦，平。归肺、肝经。化痰止咳，清利湿热，活血化瘀。用于新久咳嗽，喘满痰多；湿热黄疸；瘀阻经闭，风湿痹痛，跌打损伤。

【用法】煎服，15 ～ 30g。

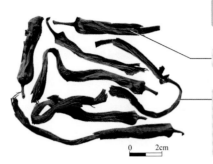

洋金花

① 花萼筒状，长为花冠的 2/5。

② 花冠呈喇叭状，先端 5 浅裂，裂片有短尖，短尖下有明显的纵脉纹 3 条，两裂片之间微凹。

【来源】茄科植物白花曼陀罗的干燥花。

【效用】辛，温；有毒。归肺、肝经。平喘止咳，解痉定痛。用于哮喘咳嗽；小儿慢惊风，癫痫；脘腹冷痛，风湿痹痛；外科麻醉。

【用法】内服，0.3 ～ 0.6g，宜入丸、散；亦可作卷烟分次燃吸（1 日量不超过 1.5g）。外用适量。

易混淆药物鉴别

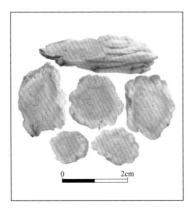

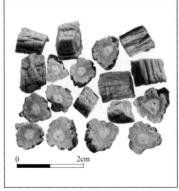

见第 176、208 页

十四、安神药

（一）重镇安神药

朱砂

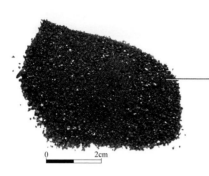

❶ 呈细小颗粒状或块片状。

❷ 鲜红色或暗红色，具光泽。

❸ 体重，质脆。

❹ 气微，无味。

【来源】硫化物类矿物辰砂族辰砂，主含硫化汞（HgS）。

【效用】甘，微寒；有毒。归心经。清心镇惊，安神，明目，解毒。用于心神不宁，心悸易惊，失眠多梦；癫痫发狂，小儿惊风；视物昏花；口疮，喉痹，疮疡肿毒。

【用法】0.1～0.5g，多入丸散服，不宜入煎剂。外用适量。

磁石

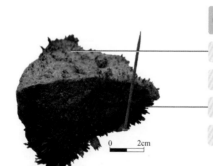

❶ 为灰黑色块。

❷ 体重，质坚硬，难破碎。

❸ 具磁性。

❹ 有土腥气，无味。

【来源】氧化物类矿物尖晶石族磁铁矿，主含四氧化三铁（Fe_3O_4）。

【效用】咸，寒。归心、肝、肾经。镇惊安神，平肝潜阳，聪耳明目，纳气平喘。用于心神不宁，惊悸，失眠；肝阳上亢，头晕目眩；视物昏花，耳鸣耳聋；肾虚气喘。

【用法】煎服，9～30g，先煎。

龙骨

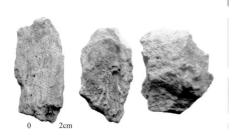

❶ 表面白色、灰白色或淡棕色，有的夹有蓝灰及红棕色的花纹。

❷ 质硬如石，关节处有多数蜂窝状小孔。

❸ 吸湿性强。

【来源】古代哺乳动物如三趾马、犀类、鹿类、牛类、象类等骨骼的化石或象类门齿的化石。

【效用】甘、涩，平。归心、肝、肾经。镇惊安神，平肝潜阳，收敛固涩。用于心神不宁，心悸失眠，惊痫癫狂；肝阳上亢，头晕目眩；正虚滑脱诸证；湿疹瘙痒，疮疡久溃不敛。

【用法】煎服，15～30，先煎。外用适量。

龙齿

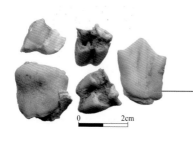

❶ 表面呈浅蓝灰色或暗棕色者。习称"青龙齿"，呈黄白色者，习称"白龙齿"。

❷ 有的表面可见具光泽的釉质层。

【来源】古代哺乳动物如三趾马、犀类、牛类、鹿类等的牙齿化石。

【效用】甘、涩，凉。归心、肝经。镇惊安神，清热除烦。用于惊痫癫狂，心悸怔忡，失眠多梦。

【用法】煎服，15～30g，先煎。

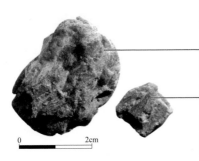

琥珀

① 透明至半透明。树脂样光泽。体较轻，质酥脆。

② 断面平滑，具玻璃样光泽。

③ 有松脂气，味淡，嚼之易碎，无砂石感。

【来源】古代松科松属植物的树脂埋藏地下经年久转化而成。

【效用】甘，平。归心、肝、膀胱经。镇惊安神，活血散瘀，利尿通淋。用于心神不宁，心悸失眠，惊风，癫痫；血滞经闭痛经，心腹刺痛，癥瘕积聚；淋证，癃闭。

【用法】研末冲服，或入丸散，每次 1.5～3g；不入煎剂。外用适量。

（二）养心安神药

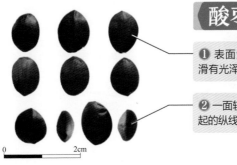

酸枣仁

① 表面紫红色或紫褐色，平滑有光泽，有的有裂纹。

② 一面较平坦，中间有 1 条隆起的纵线纹；另一面稍突起。

【来源】鼠李科植物酸枣的干燥成熟种子。

【效用】甘、酸，平。归肝、胆、心经。养心补肝，宁心安神，敛汗，生津。用于虚烦不眠，惊悸多梦；体虚多汗；津伤口渴。

【用法】煎服，10～15g。

柏子仁

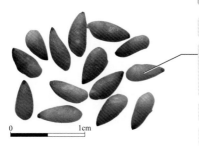

❶ 呈长卵形或长椭圆形。

❷ 外包膜质内种皮，顶端略尖，有深褐色的小点，基部钝圆。

❸ 质软，富油性。

❹ 气微香，味淡。

0　　　1cm

【来源】柏科植物侧柏的干燥成熟种仁。

【效用】甘，平。归心、肾、大肠经。养心安神，润肠通便，止汗。用于阴血不足，虚烦失眠，心悸怔忡；肠燥便秘；阴虚盗汗。

【用法】煎服，3～10g。

灵芝

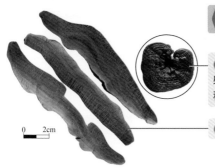

❶ 有光泽，具环状棱纹和辐射状皱纹，边缘薄而平截，常稍内卷。

❷ 菌肉白色至淡棕色。

0　　2cm

【来源】多孔菌科真菌赤芝或紫芝的干燥子实体。

【效用】甘，平。归心、肺、肝、肾经。补气安神，止咳平喘。用于心神不宁，失眠心悸；肺虚咳喘；虚劳短气，不思饮食。

【用法】煎服，6～12g。

首乌藤

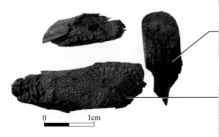

❶ 外皮紫红色至紫褐色，粗糙，具扭曲的纵皱纹。

❷ 质脆，易折断，断面皮部紫红色，导管孔明显，髓部疏松，类白色。

0 ____ 1cm

【来源】蓼科植物何首乌的干燥藤茎。

【效用】甘，平。归心、肝经。养血安神，祛风通络。用于失眠多梦；血虚身痛，风湿痹痛；皮肤瘙痒。

【用法】煎服，9 ～ 15g；外用适量，煎水洗患处。

合欢皮

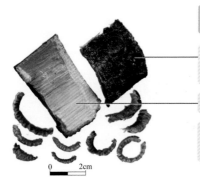

❶ 外表面密生棕色或棕红色椭圆形皮孔。

❷ 内表面平滑，有细密纵纹。

❸ 气微香，味淡、微涩、稍刺舌，而后喉头有不适感。

0 ____ 2cm

【来源】豆科植物合欢的干燥树皮。

【效用】甘，平。归心、肝、肺经。解郁安神，活血消肿。用于心神不安，忿怒忧郁，失眠多梦；肺痈，疮肿；跌仆伤痛。

【用法】煎服，6 ～ 12g。外用适量，研末调敷。

合欢花

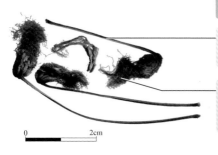

❶ 总花梗长3~4cm，有时与花序脱离，被稀疏毛茸。

❷ 花丝细长，黄棕色至黄褐色，下部合生，上部分离，伸出花冠筒外。

0   2cm

【来源】豆科植物合欢的干燥花序或花蕾。

【效用】甘，平。归心、肝经。解郁安神。用于心神不安，忧郁失眠。

【用法】煎服，5～10g。

远志

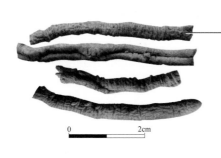

❶ 呈细圆柱形，外皮灰黄色至灰棕色，有较密并深陷的横皱纹、纵皱纹及裂纹。

❷ 气微，味苦、微辛，嚼之有刺喉感。

0   2cm

【来源】远志科植物远志或卵叶远志的干燥根。

【效用】苦、辛，温。归心、肾、肺经。安神益智，交通心肾，祛痰开窍，消散痈肿。用于心肾不交引起的失眠多梦、健忘惊悸、神志恍惚；癫痫惊狂；咳痰不爽；疮疡肿毒，乳房肿痛。

【用法】煎服，3～10g。

195

十五、平肝息风药

（一）平抑肝阳药

石决明

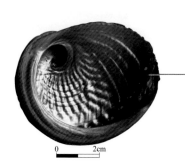

为大小不一的贝壳，内面光滑，闪耀着红、绿、蓝、黄相杂的彩色光泽。

【来源】鲍科动物杂色鲍、皱纹盘鲍、羊鲍、澳洲鲍、耳鲍或白鲍的贝壳。

【效用】咸，寒。归肝经。平肝潜阳，清肝明目。用于肝阳上亢，头痛眩晕；目赤翳障，视物昏花，青盲雀目。

【用法】煎服，6～20g，先煎。

珍珠母

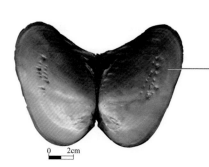

❶ 为大小不一的贝壳，壳内面具柔和的银白色光泽，略带彩光。

❷ 质坚硬。气微腥，味淡。

【来源】蚌科动物三角帆蚌、褶纹冠蚌或珍珠贝科动物马氏珍珠贝的贝壳。

【效用】咸，寒。归肝、心经。平肝潜阳，安神定惊，明目退翳。用于肝阳上亢，头痛眩晕；心神不宁，惊悸失眠；目赤翳障，视物昏花。

【用法】煎服，10～25g，先煎。

牡蛎

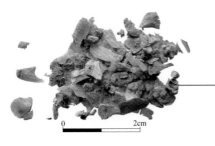

❶ 为贝壳的碎片，多层薄片层层相叠。

❷ 壳外面粗糙，淡紫色、灰白色或黄褐色；内面光滑，瓷白色。

【来源】牡蛎科动物长牡蛎、大连湾牡蛎或近江牡蛎的贝壳。

【效用】咸，微寒。归肝、胆、肾经。潜阳补阴，重镇安神，软坚散结，收敛固涩，制酸止痛。用于肝阳上亢，眩晕耳鸣；心神不宁，惊悸失眠；瘰疬痰核，癥瘕痞块；自汗盗汗，遗精滑精，崩漏带下；胃痛吞酸。

【用法】煎服，9～30g，先煎。

紫贝齿

❶ 为卵圆形卷曲状贝壳，壳背部紫棕色，有美丽的花纹。

❷ 腹面平，中间有纵向缝隙，缝隙两侧有细齿。

【来源】宝贝科动物蛇首眼球贝、山猫眼宝贝或阿纹绶贝等的贝壳。

【效用】咸，平。归肝经。平肝潜阳，镇惊安神，清肝明目。用于肝阳上亢，头晕目眩；惊悸失眠；目赤翳障，目昏眼花。

【用法】煎服，10～15g；先煎，或研末入丸、散剂。

代赭石

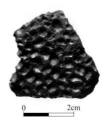
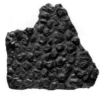

❶ 一面有圆形的突起，习称"钉头"；另一面与突起相对应处有同样大小的凹窝。

❷ 体重，质硬，砸碎后断面显层叠状。

【来源】氧化物类矿物刚玉族赤铁矿，主含三氧化二铁（Fe_2O_3）。

【效用】苦，寒。归肝、心、肺、胃经。平肝潜阳，重镇降逆，凉血止血。用于肝阳上亢，眩晕耳鸣；呕吐，噫气，呃逆；气逆喘息；血热吐衄，崩漏下血。

【用法】煎服，9～30g，先煎。

刺蒺藜

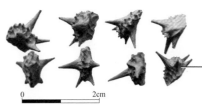

❶ 由5个分果瓣组成，呈放射状排列。

❷ 分果瓣呈斧头状；背部有对称的长刺和短刺各1对，两侧面粗糙，有网纹，灰白色。

【来源】蒺藜科植物蒺藜的干燥成熟果实。

【效用】辛、苦，微温；有小毒。归肝经。平肝解郁，活血祛风，明目，止痒。用于肝阳上亢，头痛眩晕；肝郁气滞，胸胁胀痛，乳闭胀痛；风热上攻，目赤翳障；风疹瘙痒，白癜风。

【用法】煎服，6～10g。

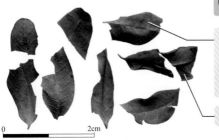

罗布麻叶

❶ 淡绿色或灰绿色，先端钝，有小芒尖，基部钝圆或楔形，边缘具细齿，常反卷，两面无毛。

❷ 叶脉于下表面突起。叶柄细。

【来源】夹竹桃科植物罗布麻的干燥叶。

【效用】甘、苦，凉。归肝经。平肝安神，清热利水。用于肝阳眩晕，心悸失眠；浮肿尿少。

【用法】煎服，6～12g。

（二）息风止痉药

羚羊角

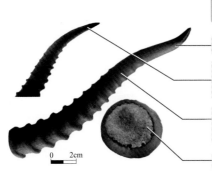

❶ 长圆锥形，弓形弯曲。

❷ 对光看，上部中央有一条暗影直通角尖。

❸ 表面有多个隆起的环脊，间距约2cm。

❹ 角内有骨塞。

【来源】牛科动物赛加羚羊的角。

【效用】咸，寒。归肝、心经。平肝息风，清肝明目，清热解毒。用于肝风内动，惊痫抽搐，妊娠子痫，高热痉厥，癫痫发狂；肝阳上亢，头痛眩晕；肝火上炎，目赤翳障；温热病壮热神昏，温毒发斑；痈肿疮毒。

【用法】煎服，1～3g，宜另煎2小时以上；磨汁或研粉服，每次0.3～0.6g。

199

牛黄

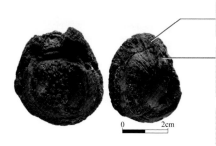

❶ 多呈卵形、类球形、四面体形或三角形。

❷ 表面黄红色至棕黄色，易分层剥落，断面金黄色，可见同心层纹。

❸ 气清香，味苦而后甘，有清凉感，嚼之易碎，不黏牙。

0   2cm

【来源】牛科动物牛的干燥胆结石。

【效用】苦，凉。归心、肝经。凉肝息风，清心豁痰，开窍醒神，清热解毒。用于温热病及小儿急惊风，惊厥抽搐，癫痫发狂；热病神昏，中风痰迷；咽喉肿痛，口舌生疮，痈肿疔疮。

【用法】0.15～0.35g，多入丸、散用。外用适量，研末敷患处。

珍珠

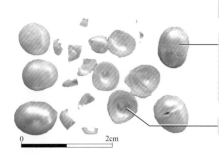

❶ 表面类白色、浅粉红色、浅黄绿色或浅蓝色，半透明，平滑或微有凹凸，具特有的彩色光泽。

0   2cm

❷ 质坚硬，破碎面显层纹。

【来源】珍珠贝科动物马氏珍珠贝、蚌科动物三角帆蚌或褶纹冠蚌等双壳类动物受刺激形成的珍珠。

【效用】甘、咸，寒。归心、肝经。安神定惊，明目消翳，解毒生肌，润肤祛斑。用于惊悸失眠；惊风癫痫；目赤翳障；口舌生疮，咽喉溃烂，疮疡不敛；皮肤色斑。

【用法】0.1～0.3g，多入丸散用。外用适量。

钩藤

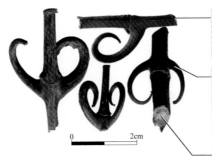

❶ 茎枝呈圆柱形或类方柱形，表面红棕色至紫红色，具细纵纹。

❷ 多数枝节上对生两个向下弯曲的钩，或仅一侧有钩，另一侧为凸起的疤痕；钩略扁或稍圆，先端细尖，基部较阔。

❸ 断面黄棕色，髓部黄白色或中空。

【来源】茜草科植物钩藤、大叶钩藤、毛钩藤、华钩藤或无柄果钩藤的干燥带钩茎枝。

【效用】甘，凉。归肝、心包经。息风定惊，清热平肝。用于肝风内动，惊痫抽搐，高热惊厥；头痛眩晕；感冒夹惊，小儿惊啼。

【用法】煎服，3～12g，后下。

天麻

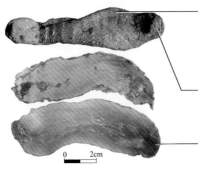

❶ 呈椭圆形或长条形，表面黄白色至淡黄棕色，有纵皱纹及由潜伏芽排列而成的横环纹多轮。

❷ 顶端有红棕色至深棕色鹦嘴状的芽或残留茎基，另端有圆脐形疤痕。

❸ 切断面黄白色至淡棕色，角质样。

【来源】兰科植物天麻的干燥块茎。

【效用】甘，平。归肝经。息风止痉，平抑肝阳，祛风通络。用于小儿惊风，癫痫抽搐，破伤风；肝阳上亢，头痛眩晕；手足不遂，肢体麻木，风湿痹痛。

【用法】煎服，3～10g。

地龙

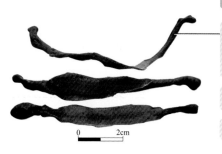

❶ 全体具环节和肌肉纹理，背部棕褐色至紫灰色，腹部浅黄棕色。

❷ 体轻，略呈革质，不易折断。

❸ 气腥，味微咸。

0   2cm

【来源】钜蚓科动物参环毛蚓、通俗环毛蚓、威廉环毛蚓或栉盲环毛蚓的干燥体。

【效用】咸，寒。归肝、脾、膀胱经。清热定惊，通络，平喘，利尿。用于高热神昏，惊痫抽搐，癫狂；关节痹痛，肢体麻木，半身不遂；肺热喘咳；湿热水肿，小便不利或尿闭不通。

【用法】煎服，5～10g。

全蝎

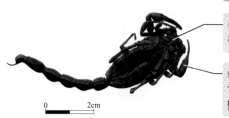

❶ 头胸部与前腹部呈扁平长椭圆形，后腹部呈尾状。

❷ 前面有1对短小的螯肢及1对较长大的钳状脚须，形似蟹螯。

0   2cm

【来源】钳蝎科动物东亚钳蝎的干燥体。

【效用】辛，平；有毒。归肝经。息风镇痉，通络止痛，攻毒散结。用于肝风内动，痉挛抽搐，小儿惊风，中风口㖞，半身不遂，破伤风；风湿顽痹，偏正头痛；疮疡，瘰疬。

【用法】煎服，3～6g。外用适量。

蜈蚣

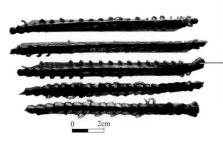

❶ 由头部和躯干部组成，全体共 22 个环节。

❷ 躯干部第一背板与头板同色，其余 20 个背板为棕绿色或墨绿色。

0　2cm

【来源】蜈蚣科动物少棘巨蜈蚣的干燥体。

【效用】辛，温；有毒。归肝经。息风镇痉，通络止痛，攻毒散结。用于肝风内动，痉挛抽搐，小儿惊风，中风口㖞，半身不遂，破伤风；风湿顽痹，顽固性偏正头痛；疮疡，瘰疬，蛇虫咬伤。

【用法】煎服，3 ～ 5g。外用适量。

僵蚕

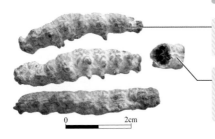

❶ 表面灰黄色，被有白色粉霜状的气生菌丝和分生孢子。

❷ 质硬而脆易折断，断面平坦，中间有亮棕色或亮黑色的丝腺环 4 个。

0　2cm

【来源】蚕蛾科昆虫家蚕 4 ～ 5 龄的幼虫感染（或人工接种）白僵菌而致死的干燥体。

【效用】咸、辛，平。归肝、肺、胃经。息风止痉，祛风止痛，化痰散结。用于肝风夹痰，惊痫抽搐，小儿急惊，破伤风；中风口眼㖞斜；风热头痛，目赤咽痛，风疹瘙痒；瘰疬痰核，发颐疔腮。

【用法】煎服，5 ～ 10g。

十六、开窍药

麝香

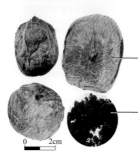

❶ 毛壳麝香：香囊的一面有一小孔，孔周围密生短毛。

❷ 麝香仁：颗粒状、粉末状，气香浓烈而特异。

0　2cm

【来源】鹿科动物林麝、马麝或原麝成熟雄体香囊中的干燥分泌物。完整香囊称毛壳麝香，去掉香囊壳的称麝香仁。

【效用】辛，温。归心、脾经。开窍醒神，活血通经，消肿止痛。用于热病神昏，中风痰厥，气郁暴厥，中恶昏迷；血瘀经闭，癥瘕，胸痹心痛，心腹暴痛，跌仆伤痛，痹痛麻木，难产死胎；痈肿，瘰疬，咽喉肿痛。

【用法】0.03～0.1g，多入丸散用。外用适量。

冰片

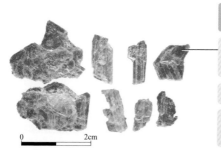

❶ 为无色透明或白色半透明的片状松脆结晶。

❷ 气清香，味辛、凉。

❸ 具挥发性，点燃发生浓烟，并有带光的火焰。

0　2cm

【来源】龙脑香科植物龙脑香树脂的加工品或龙脑香树的树干、树枝切碎，经蒸馏冷却而得的结晶，称"龙脑冰片"，亦称"梅片"。

【效用】辛、苦，微寒。归心、脾、肺经。开窍醒神，清热止痛。用于热病神昏，惊厥，中风痰厥，气郁暴厥，中恶昏迷；胸痹心痛；目赤肿痛，口舌生疮，咽喉肿痛，耳道流脓；疮痈肿毒，久溃不敛，烧烫伤。

【用法】0.15～0.3g，入丸散用。外用研粉点敷患处。

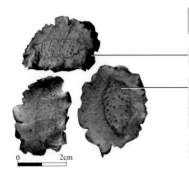

石菖蒲

❶ 外皮棕褐色或灰棕色，粗糙。

❷ 质硬，断面纤维性。可见一明显环圈，其中散布小点状维管束。

❸ 气芳香，味苦、微辛。

【来源】天南星科植物石菖蒲的干燥根茎。

【效用】辛、苦，温。归心、胃经。开窍豁痰，醒神益智，化湿和胃。用于痰蒙清窍，神昏癫痫；健忘失眠，耳鸣耳聋；湿阻中焦，脘痞不饥，噤口下痢。

【用法】煎服，3～10g；鲜品加倍。

九节菖蒲

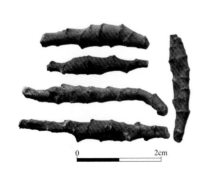

❶ 表面具多数半环状突起的节（鳞叶痕）。

❷ 质硬而脆，易折断，断面平坦，可见淡黄色小点（维管束）6～9个，排列成环。

【来源】毛茛科植物阿尔泰银莲花的干燥根茎。

【效用】辛，温。归心、肝、脾经。化痰开窍，安神，宣湿醒脾，解毒。用于热病神昏，癫痫，气闭耳聋，多梦健忘，胸闷腹胀，食欲不振，风湿痹痛。外治痈疽疮癣。

【用法】煎服，1.5～6g；入丸、散，或鲜品捣汁服。

十七、补虚药

（一）补气药

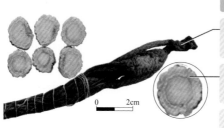

人参

❶ 根茎上具不定根和稀疏的凹窝状茎痕。

❷ 断面皮部有黄棕色的点状树脂道。

❸ 香气特异，味微甘、微苦，有土腥气。

【来源】五加科植物人参的干燥根和根茎。

【效用】甘、微苦，微温。归脾、肺、心、肾经。大补元气，复脉固脱，补脾益肺，生津养血，安神益智。用于气虚欲脱，肢冷脉微；脾虚食少，肺虚喘咳，阳痿宫冷；气虚津伤口渴，内热消渴；气血亏虚，久病虚羸；心气不足，惊悸失眠。

【用法】煎服，3～9g；挽救虚脱可用15～30g，文火另煎兑服。也可研粉吞服，1次2g，1日2次。

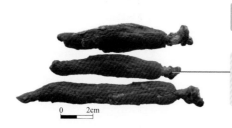

红参

主根、根茎的形状、气味同生晒参，唯外皮棕红色，无支根、须根。

【来源】五加科植物人参的栽培品经蒸制后的干燥根及根茎。

【效用】甘、微苦，微温。归脾、肺、心、肾经。大补元气，复脉固脱，益气摄血。用于体虚欲脱，肢冷脉微，气不摄血，崩漏下血。

【用法】煎服，3～9g，另煎兑服。

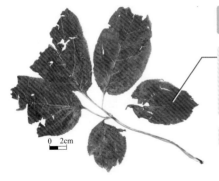

人参叶

❶ 常破碎不全，先端渐尖，边缘具细锯齿及刚毛，上表面叶脉生刚毛，下表面叶脉隆起。纸质，易碎。

❷ 气清香，味微苦而甘。

【来源】五加科植物人参的干燥叶。

【效用】苦、甘，寒。归肺、胃经。补气，益肺，祛暑，生津。用于气虚咳嗽，暑热烦躁，津伤口渴，头目不清，四肢倦乏。

【用法】煎服，3～9g。

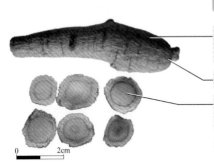

西洋参

❶ 表面有横向环纹及线形皮孔状突起。

❷ 上端有根茎痕。

❸ 切片皮部可见红棕色点状树脂道。

❹ 气微而特异，味苦、微甘。

【来源】五加科植物西洋参的干燥根。

【效用】甘、微苦，凉。归心、肺、肾经。补气养阴，清热生津。用于气阴两脱证；气虚阴亏，虚热烦倦，咳喘痰血；气虚津伤，口燥咽干，内热消渴。

【用法】煎服，3～6g，另煎兑服；入丸散剂，每次0.5～1g。

党参

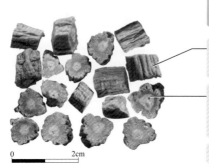

❶ 外表面有的可见致密的环状横纹。

❷ 断面有裂隙或放射状纹理，皮部淡黄白色至淡棕色，木部淡黄色。

❸ 味甜。

0   2cm

【来源】桔梗科植物党参、素花党参或川党参的干燥根。

【效用】甘，平。归脾、肺经。补脾益肺，养血生津。用于脾肺气虚，食少倦怠，咳嗽虚喘；气血不足，面色萎黄，头晕乏力，心悸气短；气津两伤，气短口渴，内热消渴。

【用法】煎服，9～30g。

明党参

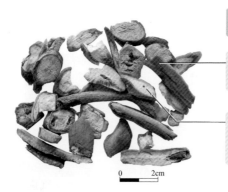

❶ 表面光滑或有纵沟纹和须根痕，有的具红棕色斑点。

❷ 断面角质样，皮部较薄，黄白色，有的易与木部剥离，木部类白色。

0   2cm

【来源】伞形科植物明党参的干燥根。

【效用】甘、微苦，微寒。归肺、脾、肝经。润肺化痰，养阴和胃，平肝，解毒。用于肺热咳嗽，呕吐反胃，食少口干，目赤眩晕，疔毒疮疡。

【用法】煎服，6～12g。

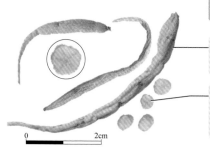

太子参

❶ 表面黄白色，较光滑，微有纵皱纹，凹陷处有须根痕。

❷ 质硬而脆，断面平坦，淡黄白色，角质样；或类白色，有粉性。

0　　　　2cm

【来源】石竹科植物孩儿参的干燥块根。

【效用】甘、微苦，平。归脾、肺经。益气健脾，生津润肺。用于脾虚体倦，食欲不振；病后虚弱，气阴不足，自汗口渴；肺燥干咳。

【用法】煎服，9～30g。

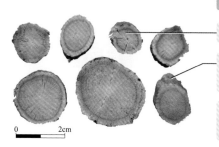

黄芪

❶ 断面有放射状纹理及裂隙。

❷ 外皮淡棕黄色或淡棕褐色，有不整齐的纵皱纹或纵沟。

❸ 气微，味微甜，嚼之纤维性强，微有豆腥味。

0　　　　2cm

【来源】豆科植物蒙古黄芪或膜荚黄芪的干燥根。

【效用】甘，微温。归脾、肺经。补气升阳，益卫固表，利水消肿，生津养血，行滞通痹，托毒排脓，敛疮生肌。用于气虚乏力，食少便溏，水肿尿少，中气下陷，久泻脱肛，便血崩漏；肺气虚弱，咳喘气短；表虚自汗；内热消渴；血虚萎黄，气血两虚；气虚血滞，半身不遂，痹痛麻木；气血亏虚，痈疽难溃，久溃不敛。

【用法】煎服，9～30g。

209

红芪

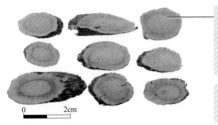

❶ 表面灰红棕色，断面显粉性，皮部黄白色，木部淡黄棕色，射线放射状，形成层环浅棕色。

❷ 气微，味微甜，嚼之有豆腥味。

0　2cm

【来源】豆科植物多序岩黄芪的干燥根。

【效用】甘，微温。归肺、脾经。补气升阳，固表止汗，利水消肿，生津养血，行滞通痹，托毒排脓，敛疮生肌。用于气虚乏力，食少便溏，中气下陷，久泻脱肛，便血崩漏，表虚自汗，气虚水肿，内热消渴，血虚萎黄，半身不遂，痹痛麻木，痈疽难溃，久溃不敛。

【用法】煎服，9～30g。

白术

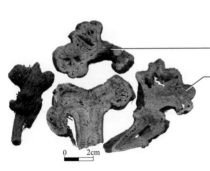

❶ 外皮灰黄色或灰棕色。

❷ 切断面黄白色至淡棕色，有棕黄色的油点散在。

❸ 气清香，味甘、微辛，嚼之略带黏性。

0　2cm

【来源】菊科植物白术的干燥根茎。

【效用】甘、苦，温。归脾、胃经。补气健脾，燥湿利水，止汗，安胎。用于脾气虚弱，食少倦怠，腹胀泄泻，痰饮眩悸，水肿，带下；气虚自汗；脾虚胎动不安。

【用法】煎服，6～12g。

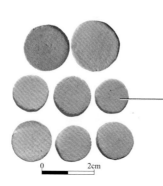

山药

❶ 饮片略呈圆形或不规则扁圆形，直径1.5～6cm。

❷ 断面白色，粉性，散布有棕色小点。

❸ 气微，味淡、微酸，嚼之发黏。

【来源】薯蓣科植物薯蓣的干燥根茎。

【效用】甘，平。归脾、肺、肾经。益气养阴，补脾肺肾，涩精止带。用于脾虚食少，大便溏泻，白带过多；肺虚喘咳；肾虚遗精，带下，尿频；虚热消渴。

【用法】煎服，10～30g。

白扁豆

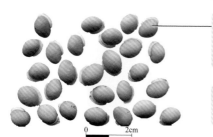

❶ 表面淡黄白色或淡黄色，平滑，略有光泽，一侧边缘有隆起的白色眉状种阜。

❷ 质坚硬。气微，味淡，嚼之有豆腥气。

【来源】豆科植物扁豆的干燥成熟种子。

【效用】甘，微温。归脾、胃经。健脾化湿，和中消暑。用于脾胃虚弱，食欲不振，大便溏泻，白带过多；暑湿吐泻，胸闷腹胀。

【用法】煎服，9～15g。

甘草

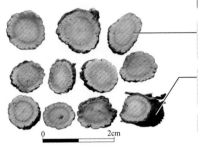

❶ 呈圆形片状，直径0.6～3.5cm。

❷ 外皮红棕色或灰棕色，断面黄色，粉性。

❸ 气微，味甜而特殊。

0   2cm

【来源】豆科植物甘草、胀果甘草或光果甘草的干燥根和根茎。

【效用】甘，平。归心、肺、脾、胃经。补脾益气，清热解毒，祛痰止咳，缓急止痛，调和诸药。用于脾胃虚弱，倦怠乏力；心气不足，心悸气短，脉结代；痈肿疮毒，咽喉肿痛；咳嗽痰多；脘腹、四肢挛急疼痛；缓解药物毒性、烈性。

【用法】煎服，2～10g。

大枣

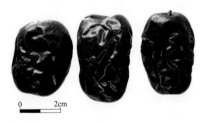

0   2cm

【来源】鼠李科植物枣的干燥成熟果实。

【效用】甘，温。归脾、胃、心经。补中益气，养血安神。用于脾虚食少，乏力便溏；妇人脏躁，失眠。

【用法】煎服，6～15g。

刺五加

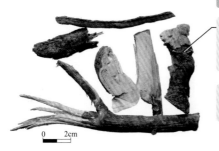

❶ 表面灰褐色或黑褐色，粗糙，有细纵沟和皱纹，皮较薄，有的剥落，剥落处呈灰黄色。

❷ 有特异香气，味微辛、稍苦、涩。

【来源】五加科植物刺五加的干燥根和根茎或茎。

【效用】辛、微苦，温。归脾、肺、肾、心经。益气健脾，补肾安神。用于脾肺气虚，体虚乏力，食欲不振；肺肾两虚，久咳虚喘；肾虚腰膝酸痛；心脾不足，失眠多梦。

【用法】煎服，9～27g。

绞股蓝

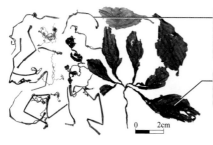

❶ 常缠绕成团，茎纤细，淡棕色，具纵棱数条，有时带有卷须。

❷ 叶多皱缩，灰绿色，展开后，掌状复叶多为5片小叶。

【来源】葫芦科植物绞股蓝的干燥地上部分。

【效用】甘、苦，寒。归脾、肺经。益气健脾，化痰止咳，清热解毒。用于脾虚证；肺虚咳嗽。

【用法】煎服，10～20g；亦可泡服。

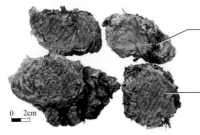

红景天

❶ 表面棕色或褐色，粗糙有褶皱，剥开外表皮有一层膜质黄色表皮且具粉红色花纹。

❷ 断面粉红色至紫红色，有一环纹。

0 2cm

【来源】景天科植物大花红景天的干燥根和根茎。

【效用】甘、苦，平。归肺、脾、心经。益气活血，通脉平喘。用于气虚血瘀，胸痹心痛，中风偏瘫；脾肺气虚，倦怠气喘。

【用法】煎服，3～6g。

沙棘

❶ 有的数个粘连，表面皱缩，顶端有残存花柱，基部具短小果梗或果梗痕。果肉油润，质柔软。

❷ 气微，味酸、涩。

0   2cm

【来源】胡颓子科植物沙棘的干燥成熟果实。

【效用】甘、酸、涩，温。归脾、胃、肺、心经。健脾消食，止咳祛痰，活血散瘀。用于脾虚食少，食积腹痛；咳嗽痰多；瘀血经闭，胸痹心痛，跌仆瘀肿。

【用法】煎服，3～10g。

214

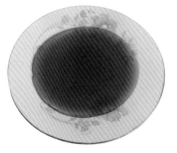

蜂蜜

❶ 为半透明、浓稠的液体，白色至淡黄色或橘黄色至黄褐色，放久或遇冷渐有白色颗粒状结晶析出。

❷ 气芳香，味极甜。

【来源】蜜蜂科昆虫中华蜜蜂或意大利蜂所酿的蜜。

【效用】甘，平。归肺、脾、大肠经。补中，润燥，止痛，解毒；外用生肌敛疮。用于脾气虚弱，脘腹拘挛疼痛；肺燥干咳；肠燥便秘；解乌头类药毒；疮疡不敛，水火烫伤。

【用法】入煎剂，15～30g，冲服。外用适量。

（二）补阳药

鹿茸

❶ 外皮红棕色或棕色，偶见茸毛。

❷ 切断面黄白色，中部密布细孔，质嫩者外围无骨质，质老者外围有骨化圈。

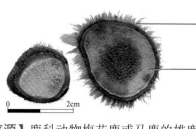

0   2cm

【来源】鹿科动物梅花鹿或马鹿的雄鹿头上未骨化密生茸毛的幼角。前者习称"花鹿茸"，后者习称"马鹿茸"。

【效用】甘、咸，温。归肾、肝经。补肾壮阳，益精血，强筋骨，调冲任，托疮毒。用于肾阳不足，精血亏虚，阳痿滑精，宫冷不孕，羸瘦，神疲，畏寒，眩晕，耳鸣耳聋；肾虚腰脊冷痛，筋骨痿软；冲任虚寒，崩漏带下；阴疽内陷不起，疮疡久溃不敛。

【用法】1～2g，研末冲服。

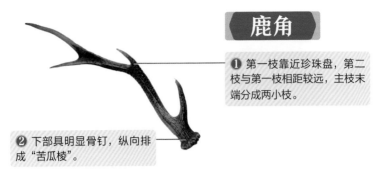

鹿角

❶ 第一枝靠近珍珠盘，第二枝与第一枝相距较远，主枝末端分成两小枝。

❷ 下部具明显骨钉，纵向排成"苦瓜棱"。

【来源】鹿科动物马鹿或梅花鹿已骨化的角或锯茸后翌年春季脱落的角基，分别习称"马鹿角""梅花鹿角""鹿角脱盘"。

【效用】咸，温。归肾、肝经。温肾阳，强筋骨，行血消肿。用于肾阳不足，阳痿遗精，腰脊冷痛，阴疽疮疡，乳痈初起，瘀血肿痛。

【用法】煎服，6～15g。

鹿角胶

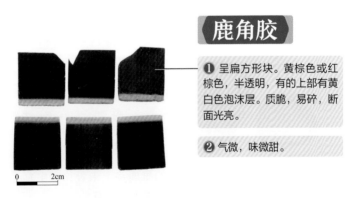

❶ 呈扁方形块。黄棕色或红棕色，半透明，有的上部有黄白色泡沫层。质脆，易碎，断面光亮。

❷ 气微，味微甜。

【来源】鹿角经水煎煮、浓缩制成的固体胶。

【效用】甘、咸，温。归肾、肝经。温补肝肾，益精养血。用于肝肾不足所致的腰膝酸冷，阳痿遗精，虚劳羸瘦，崩漏下血，便血尿血，阴疽肿痛。

【用法】3～6g，烊化兑服。

216

鹿角霜

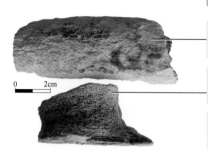

❶ 表面灰白色，显粉性，常具纵棱。

❷ 断面内层有蜂窝状小孔，灰褐色或灰黄色。

❸ 有吸湿性。气微，味淡，嚼之有黏牙感。

【来源】鹿角去胶质的角块。

【效用】咸、涩，温。归肝、肾经。温肾助阳，收敛止血。用于脾肾阳虚，白带过多，遗尿尿频，崩漏下血，疮疡不敛。

【用法】煎服，9～15g，先煎。

紫河车

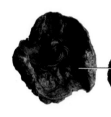

❶ 黄色或黄棕色，一面凹凸不平，有不规则沟纹。

❷ 另一面较平滑，常附有残余的脐带，其四周有细血管。

❸ 质硬脆。有腥气。

【来源】健康人的干燥胎盘。

【效用】甘、咸，温。归肺、肝、肾经。温肾补精，益气养血。用于肾阳不足，精血亏虚，虚劳羸瘦，阳痿遗精，宫冷不孕；久咳虚喘，骨蒸劳嗽；气血两虚，产后乳少，面色萎黄，食少气短。

【用法】2～3g，研末吞服。

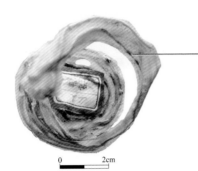

脐带

❶ 呈细长条状，淡黄色或黄棕色，长 10 ~ 20cm。内有 2 个动脉管和 1 个静脉管。质坚韧，不易折断。

❷ 气微腥，味微咸。

0   2cm

【来源】胎儿的脐带。

【效用】甘、咸，温。归肾经。补肾，纳气，敛汗。用于肾虚咳喘、盗汗。

【用法】煎服，1 ~ 2g；研末服，1.5 ~ 3g。

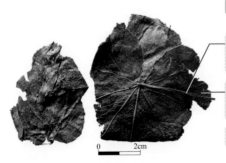

淫羊藿

❶ 叶柄细圆柱形，表面黄绿色或淡黄色，具光泽。

❷ 叶片近革质，边缘具黄色刺毛状细锯齿。

❸ 气微，味微苦。

0   2cm

【来源】小檗科植物淫羊藿、箭叶淫羊藿、柔毛淫羊藿或朝鲜淫羊藿的干燥叶。

【效用】辛、甘，温。归肝、肾经。补肾壮阳，强筋骨，祛风湿。用于肾阳虚衰，阳痿遗精，筋骨痿软；风湿痹痛，麻木拘挛。

【用法】煎服，6 ~ 10g。

218

巴戟天

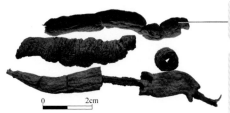

❶ 表面具纵纹、横裂纹或横环纹。

❷ 断面皮部厚，紫色或淡紫色，易与木部剥离；木部坚硬，黄棕色或黄白色，直径1～5mm。

0　　　2cm

【来源】茜草科植物巴戟天的干燥根。

【效用】甘、辛，微温。归肾、肝经。补肾阳，强筋骨，祛风湿。用于肾阳不足，阳痿遗精，宫冷不孕，月经不调，少腹冷痛；风湿痹痛，筋骨痿软。

【用法】煎服，3～10g。

仙茅

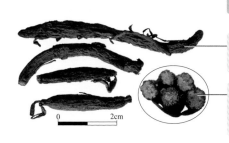

❶ 表面棕色至褐色，粗糙，有细孔状的须根痕及横皱纹。

❷ 质硬而脆，易折断，断面不平坦，灰白色至棕褐色，近中心色较深。

0　　　2cm

【来源】石蒜科植物仙茅的干燥根茎。

【效用】辛，热；有毒。归肾、肝、脾经。补肾阳，强筋骨，祛寒湿。用于肾阳不足，命门火衰，阳痿精冷，小便频数；腰膝冷痛，筋骨痿软无力。

【用法】煎服，3～10g。

胡芦巴

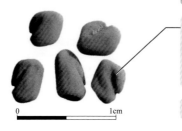

❶ 略呈斜方形或矩形，表面黄绿色或黄棕色，平滑，两侧各具一深斜沟，相交处有点状种脐。

❷ 质坚硬，不易破碎。

【来源】豆科植物胡芦巴的干燥成熟种子。

【效用】苦，温。归肾经。温肾助阳，祛寒止痛。用于肾阳不足，下焦虚冷，阳痿滑泄，精冷囊湿；小腹冷痛，寒疝腹痛；寒湿脚气，足膝冷痛。

【用法】煎服，5～10g。

杜仲

❶ 折断面有细密、银白色、富弹性的橡胶丝相连。

❷ 外表皮淡灰棕色或灰褐色，具斜方形皮孔。

【来源】杜仲科植物杜仲的干燥树皮。

【效用】甘，温。归肝、肾经。补肝肾，强筋骨，安胎。用于肝肾不足，腰膝酸痛，筋骨无力，头晕目眩；肝肾亏虚，妊娠漏血，胎动不安。

【用法】煎服，6～10g。

杜仲叶

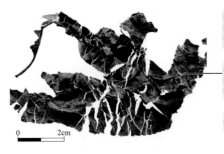

❶ 多破碎，表面黄绿色或黄褐色，边缘有锯齿，具短叶柄。

❷ 搓之易碎，折断面有少量银白色橡胶丝相连。

❸ 气微，味微苦。

0 ____ 2cm

【来源】杜仲科植物杜仲的干燥叶。

【效用】微辛，温。归肝、肾经。补肝肾，强筋骨。用于肝肾不足，头晕目眩，腰膝酸痛，筋骨痿软。

【用法】煎服，10 ～ 15g。

续断

❶ 表面有纵皱及沟纹。

❷ 切断面皮部墨绿色或棕色，外缘褐色或淡褐色，木部黄褐色，中央木部有髓。导管束呈放射状排列。

0 ____ 2cm

【来源】川续断科植物川续断的干燥根。

【效用】苦、辛，微温。归肝、肾经。补肝肾，强筋骨，续折伤，止崩漏。用于肝肾不足，腰膝酸软，风湿痹痛；跌仆损伤，筋伤骨折；肝肾不足，崩漏经多，胎漏下血，胎动不安。

【用法】煎服，9 ～ 15g。

221

肉苁蓉

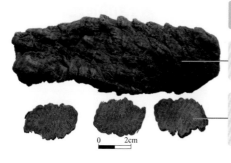

❶ 表面密被覆瓦状排列的肉质鳞叶。

❷ 质硬，微有柔性，不易折断，切断面棕褐色，有淡棕色点状维管束，排列成波状环纹。

0　2cm

【来源】列当科植物肉苁蓉或管花肉苁蓉的干燥带鳞叶的肉质茎。
【效用】甘、咸，温。归肾、大肠经。补肾阳，益精血，润肠通便。用于肾阳不足，精血亏虚，阳痿不孕，腰膝酸软，筋骨无力；肠燥便秘。
【用法】煎服，6 ～ 10g。

锁阳

❶ 表面具明显纵沟及不规则凹陷，有的残存三角形的黑棕色鳞片。

❷ 断面浅棕色或棕褐色，有黄色三角状维管束。

0　2cm

【来源】锁阳科植物锁阳的干燥肉质茎。
【效用】甘，温。归脾、肾、大肠经。补肾阳，益精血，润肠通便。用于肾阳不足，精血亏虚，腰膝痿软，阳痿滑精；肠燥便秘。
【用法】煎服，5 ～ 10g。

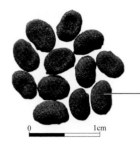

补骨脂

❶ 呈肾形，表面黑色、黑褐色或灰褐色，具细微网状皱纹。

❷ 顶端圆钝，有一小突起，凹侧有果梗痕。

❸ 气香，味辛、微苦。

【来源】豆科植物补骨脂的干燥成熟果实。

【效用】辛、苦，温。归肾、脾经。补肾壮阳，固精缩尿，纳气平喘，温脾止泻；外用消风祛斑。用于肾阳不足，阳痿不孕，腰膝冷痛；肾虚遗精滑精，遗尿尿频；肾虚作喘；脾肾阳虚，五更泄泻；白癜风，斑秃。

【用法】煎服，6～10g。外用20%～30%酊剂涂患处。

益智仁

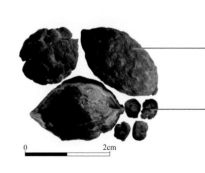

❶ 表面棕色或灰棕色，有纵向凹凸不平的突起棱线13～20条。

❷ 种子呈不规则的扁圆形。

❸ 具特异香气，味辛、微苦。

【来源】姜科植物益智的干燥成熟果实。

【效用】辛，温。归脾、肾经。暖肾固精缩尿，温脾止泻摄唾。用于肾虚遗尿，小便频数，遗精白浊；脾寒泄泻，腹中冷痛，口多唾涎。

【用法】煎服，3～10g。

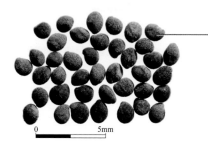

菟丝子

❶ 表面灰棕色或黄棕色，具细密突起的小点，一端有微凹的线形种脐。

❷ 质坚实，不易以指甲压碎。

❸ 气微，味淡。

【来源】旋花科植物南方菟丝子或菟丝子的干燥成熟种子。

【效用】辛、甘，平。归肝、肾、脾经。补益肝肾，固精缩尿，安胎，明目，止泻；外用消风祛斑。用于肝肾不足，腰膝酸软，阳痿遗精，遗尿尿频；肾虚胎漏，胎动不安；肝肾不足，目昏耳鸣；脾肾虚泻；白癜风。

【用法】煎服，6～12g。外用适量。

沙苑子

❶ 略呈肾形而稍扁，表面光滑，边缘一侧微凹处具圆形种脐。

❷ 质坚硬，不易破碎。

❸ 无臭，味淡，嚼之有豆腥味。

【来源】豆科植物扁茎黄芪的干燥成熟种子。

【效用】甘，温。归肝、肾经。补肾助阳，固精缩尿，养肝明目。用于肾虚腰痛，遗精早泄，遗尿尿频，白浊带下；肝肾不足，头晕眩晕，目暗昏花。

【用法】煎服，9～15g。

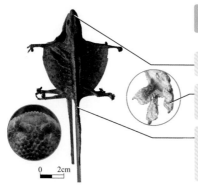

蛤蚧

① 吻鳞不切鼻孔。

② 四足均有五趾，足趾底有吸盘。

③ 尾细而结实，与背部颜色相同，有6～7个明显的银灰色环带。

0   2cm

【来源】壁虎科动物蛤蚧的干燥体。

【效用】咸，平。归肺、肾经。补肺益肾，纳气定喘，助阳益精。用于肺肾不足，虚喘气促，劳嗽咳血；肾虚阳痿，遗精。

【用法】煎服，3～6g；多入丸散或酒剂。

核桃仁

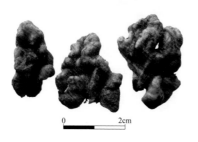

0   2cm

【来源】胡桃科植物胡桃的干燥成熟种子。

【效用】甘，温。归肾、肺、大肠经。补肾，温肺，润肠。用于肾阳不足，腰膝酸软，阳痿遗精，小便频数；肺肾不足，虚寒喘嗽；肠燥便秘。

【用法】煎服，6～9g。

冬虫夏草

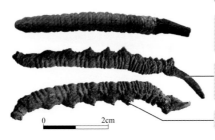

❶ 虫体似蚕，有环纹30余个，头部红棕色。

❷ 子座细长圆柱形，表面深棕色至棕褐色。

❸ 足8对，中部4对较明显。

【来源】麦角菌科真菌冬虫夏草菌寄生在蝙蝠蛾科昆虫幼虫上的子座和幼虫尸体的干燥复合体。

【效用】甘，平。归肺、肾经。补肾益肺，止血化痰。用于肾虚精亏，阳痿遗精，腰膝酸痛；久咳虚喘，劳嗽痰血。

【用法】煎汤或炖服，3～9g。

韭菜子

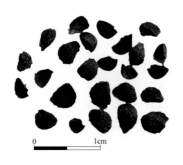

❶ 呈半圆形或半卵圆形。

❷ 表面黑色，一面突起，粗糙，有细密的网状皱纹，另一面微凹，皱纹不甚明显。

❸ 有韭菜样气味。

【来源】百合科植物韭菜的干燥成熟种子。

【效用】辛、甘，温。归肝、肾经。温补肝肾，壮阳固精。用于肝肾亏虚，腰膝酸痛，阳痿遗精，遗尿尿频，白浊带下。

【用法】煎服，3～9g。

阳起石

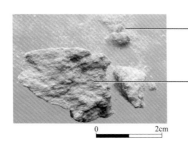

❶ 白色、浅灰白色或淡绿白色，具丝绢样光泽。

❷ 体较重，质较硬脆，有的略疏松。碎断面不整齐，纵面呈纤维状或细柱状。

0   2cm

【来源】硅酸盐类矿物角闪石族透闪石，主含含水硅酸钙 $[Ca_2Mg_5(Si_4O_{11})_2(OH)_2]$。

【效用】咸，温。归肾经。温肾壮阳。用于肾阳亏虚，阳痿不举，宫冷不孕。

【用法】煎服，3 ～ 6g。

紫石英

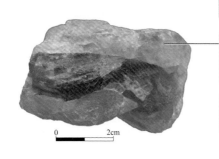

❶ 具棱角。紫色或绿色，深浅不匀。半透明至透明，有玻璃样光泽。表面常有裂纹。

❷ 质坚脆，易击碎。气微，味淡。

0   2cm

【来源】氟化物类矿物萤石族萤石，主含氟化钙（CaF_2）。

【效用】甘，温。归肾、心、肺经。温肾暖宫，镇心安神，温肺平喘。用于肾阳亏虚，宫冷不孕，崩漏带下；惊悸不安，失眠多梦；虚寒咳喘。

【用法】煎服，9 ～ 15g，先煎。

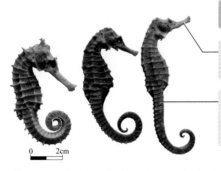

海马

❶ 头略似马头，有冠状突起，具管状长吻。

❷ 躯干部七棱形，尾部四棱形，渐细卷曲，体上有瓦楞形的节纹并具短棘。

【来源】海龙科动物线纹海马、刺海马、大海马、三斑海马或小海马（海蛆）的干燥体。

【效用】甘、咸，温。归肝、肾经。温肾壮阳，散结消肿。用于肾虚阳痿，遗精遗尿；肾虚作喘；癥瘕积聚，跌仆损伤；痈肿疔疮。

【用法】煎服，3～9g。外用适量，研末敷患处。

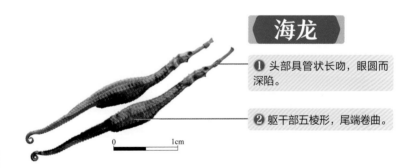

海龙

❶ 头部具管状长吻，眼圆而深陷。

❷ 躯干部五棱形，尾端卷曲。

【来源】海龙科动物刁海龙、拟海龙或尖海龙的干燥体。

【效用】甘、咸，温。归肝、肾经。温肾壮阳，散结消肿。用于肾阳不足，阳痿遗精，癥瘕积聚，瘰疬痰核，跌仆损伤；外治痈肿疔疮。

【用法】煎服，3～9g。外用适量，研末敷患处。

蛤蟆油

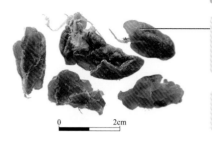

❶ 不规则块状，呈脂肪样光泽。摸之有滑腻感，在温水中浸泡体积可膨胀。

❷ 气腥，味微甘，嚼之有黏滑感。

【来源】蛙科动物中国林蛙雌蛙的输卵管，经采制干燥而得。

【效用】甘、咸，平。归肺、肾经。补肾益精，养阴润肺。用于病后体弱，神疲乏力，心悸失眠，盗汗；痨嗽咳血。

【用法】5 ～ 15g，用水浸泡，炖服，或作丸剂服。

（三）补血药

当归

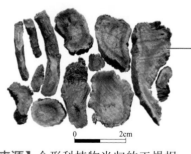

❶ 切断面皮部黄白色或淡黄棕色，有裂隙及多数棕色点状分泌腔，形成层环黄棕色。

❷ 有浓郁的香气，味甘、辛、微苦。

【来源】伞形科植物当归的干燥根。

【效用】甘、辛，温。归肝、心、脾经。补血活血，调经止痛，润肠通便。用于血虚萎黄，眩晕心悸；血虚、血瘀之月经不调，经闭痛经；虚寒腹痛，风湿痹痛，跌仆损伤，痈疽疮疡；血虚肠燥便秘。

【用法】煎服，6 ～ 12g。

熟地黄

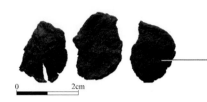

❶ 表面乌黑色，有光泽，黏性大。

❷ 质柔软而带韧性，不易折断，断面乌黑色，有光泽。

❸ 气微、味甜。

【来源】玄参科植物地黄的干燥块根，经炮制加工品制成。

【效用】甘，微温。归肝、肾经。补血滋阴，益精填髓。用于血虚萎黄，心悸怔忡，月经不调，崩漏下血；肝肾阴虚，腰膝酸软，骨蒸潮热，盗汗遗精，内热消渴；肝肾不足，精血亏虚，眩晕耳鸣，须发早白。

【用法】煎服，9～15g。

白芍

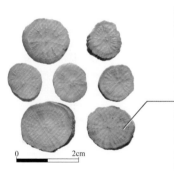

❶ 多呈圆形片，直径1～2.5cm。

❷ 切断面角质样，类白色或微带棕红色，环纹和放射状纹理明显。

❸ 气微，味微苦、酸。

【来源】毛茛科植物芍药的干燥根。

【效用】苦、酸，微寒。归肝、脾经。养血调经，敛阴止汗，柔肝止痛，平抑肝阳。用于血虚萎黄，月经不调，崩漏；自汗，盗汗；胁肋脘腹疼痛，四肢挛痛疼痛；肝阳上亢，头痛眩晕。

【用法】煎服，6～15g。

阿胶

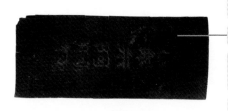

❶ 呈长方形块或方形块。

❷ 黑褐色，有光泽。

❸ 质硬而脆，断面光亮，碎片对光透视呈棕色半透明状。

❹ 气微，味微甘。

【来源】马科动物驴的干燥皮或鲜皮经煎煮、浓缩制成的固体胶。

【效用】甘，平。归肺、肝、肾经。补血，止血，滋阴润燥。用于血虚萎黄，眩晕心悸，肌痿无力；吐血尿血，便血崩漏，妊娠胎漏；热病伤阴、心烦不眠，虚风内动、手足瘈疭；肺燥咳嗽，劳嗽咳血。

【用法】煎服，3～9g，烊化兑服。

何首乌

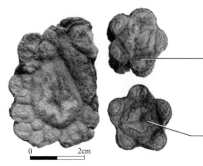

0   2cm

❶ 断面浅黄棕色或浅红棕色，显粉性，皮部有4～11个类圆形异型维管束环列，形成云锦状花纹。

❷ 中央木部较大，有的呈木心。

【来源】蓼科植物何首乌的干燥块根。

【效用】苦、甘、涩，微温。归肝、心、肾经。制何首乌：补肝肾，益精血，乌须发，强筋骨，化浊降脂。生何首乌：解毒，消痈，截疟，润肠通便。用于血虚萎黄，眩晕耳鸣，须发早白，腰膝酸软，肢体麻木，崩漏带下；高脂血症；疮痈，瘰疬，风疹瘙痒；久疟体虚；肠燥便秘。

【用法】煎服，制何首乌6～12g，生何首乌3～6g。

龙眼肉

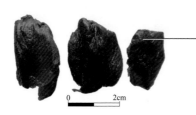

❶ 为不规则薄片，常数片黏结。

❷ 棕褐色，半透明。

❸ 一面皱缩不平，一面光亮而有细纵皱纹。质柔润。

❹ 气微香，味甜。

【来源】无患子科植物龙眼的假种皮。

【效用】甘，温。归心、脾经。补益心脾，养血安神。用于气血不足，心悸怔忡，健忘失眠，血虚萎黄。

【用法】煎服，9～15g。

（四）补阴药

北沙参

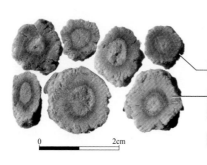

❶ 呈圆形片状，直径0.4～1.2cm。

❷ 外表面淡黄白色，略粗糙。

❸ 横断面皮部浅黄白色，木部黄色。

❹ 气特异，味微甘。

【来源】伞形科植物珊瑚菜的干燥根。

【效用】甘、微苦，微寒。归肺、胃经。养阴清肺，益胃生津。用于肺热燥咳，阴虚劳嗽痰血；胃阴不足，热病津伤，咽干口渴。

【用法】煎服，5～12g。

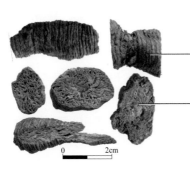

南沙参

① 表面多有深陷横纹，呈断续的环状。

② 切断面黄白色，多裂隙。

③ 气微，味微甘。

0   2cm

【来源】桔梗科植物轮叶沙参或沙参的干燥根。

【效用】甘，微寒。归肺、胃经。养阴清肺，益胃生津，化痰，益气。用于肺热燥咳，阴虚劳嗽，干咳痰黏；胃阴不足，食少呕吐，气阴不足，烦热口干。

【用法】煎服，9～15g。

百合

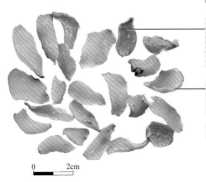

① 表面类白色、淡棕黄色或微带紫色，有数条纵直平行的白色维管束。

② 边缘薄，微波状，略向内弯曲。

③ 气微，味微苦。

0   2cm

【来源】百合科植物卷丹、百合或细叶百合的干燥肉质鳞叶。

【效用】甘，微寒。归心、肺经。养阴润肺，清心安神。用于阴虚燥咳，劳嗽咳血；虚烦惊悸，失眠多梦，精神恍惚。

【用法】煎服，6～12g。

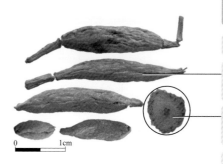

麦冬

❶ 呈纺锤形，两端略尖。

❷ 表面黄白色或淡黄色，有细纵纹。

❸ 质柔韧，断面黄白色，中柱细小。

❹ 气微香，味甘、微苦。

【来源】百合科植物麦冬的干燥块根。

【效用】甘、微苦，微寒。归心、肺、胃经。养阴润肺，益胃生津，清心除烦。用于肺燥干咳，阴虚劳嗽，喉痹咽痛；胃阴不足，津伤口渴，内热消渴，肠燥便秘；心阴虚及温病热扰心营，心烦失眠。

【用法】煎服，6～12g。

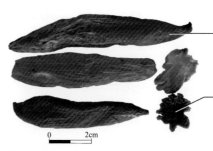

天冬

❶ 表面黄白色至淡黄棕色，半透明，光滑或具深浅不等的纵皱纹。

❷ 质硬或柔润，有黏性，断面角质样，中柱黄白色。

【来源】百合科植物天冬的干燥块根。

【效用】甘、苦，寒。归肺、肾经。养阴润燥，清肺生津。用于肺燥干咳，顿咳痰黏，劳嗽咳血；肾阴虚亏，腰膝酸痛，骨蒸潮热；内热消渴，热病伤津，咽干口渴，肠燥便秘。

【用法】煎服，6～12g。

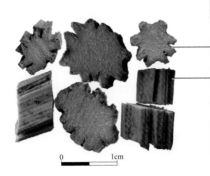

石斛

❶ 边缘起伏如齿轮状。

❷ 表面金黄色、黄绿色或暗黄色，有纵沟，可见明显节。

❸ 气微，味微苦而回甜，嚼之有黏性。

【来源】兰科植物金钗石斛、鼓槌石斛或流苏石斛的栽培品及其同属植物近似种的新鲜或干燥茎。

【效用】甘，微寒。归胃、肾经。益胃生津，滋阴清热。用于热病津伤，口干烦渴，胃阴不足，食少干呕，病后虚热不退；肾阴亏虚、目暗不明、筋骨痿软，阴虚火旺，骨蒸劳热。

【用法】煎服，6～12g；鲜品15～30g。

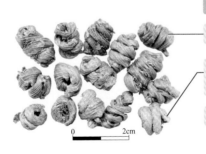

铁皮石斛

❶ 呈螺旋形或弹簧状。

❷ 质坚实，易折断，断面平坦，灰白色至灰绿色，略角质状。

❸ 气微，味淡，嚼之有黏性。

【来源】兰科植物铁皮石斛的干燥茎。

【效用】甘，微寒。归胃、肾经。益胃生津，滋阴清热。用于热病津伤，口干烦渴，胃阴不足，食少干呕，病后虚热不退，阴虚火旺，骨蒸劳热，目暗不明，筋骨痿软。

【用法】煎服，6～12g。

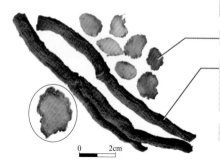

玉竹

❶ 切断面角质样，有多数小点。

❷ 外表面黄白色或淡黄棕色，半透明，具纵皱纹及微隆起的环节。

❸ 气微，味甘，嚼之发黏。

0　2cm

【来源】百合科植物玉竹的干燥根茎。

【效用】甘，微寒。归肺、胃经。养阴润燥，生津止渴。用于肺阴不足，燥热咳嗽；胃阴不足，燥热咳喘，咽干口渴，内热消渴。

【用法】煎服，6～12g。

黄精

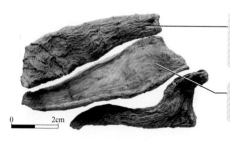

❶ 表面淡黄色至黄棕色，具明显环节、须根痕和圆盘状茎痕。

❷ 切断面角质样，淡黄色至黄棕色，有多数点和短线。

0　2cm

【来源】百合科植物滇黄精、黄精或多花黄精的干燥根茎。

【效用】甘，平。归脾、肺、肾经。补气养阴，健脾，润肺，益肾。用于脾胃气虚，体倦乏力，胃阴不足，口干食少；肺虚燥咳，劳嗽咳血；精血不足，腰膝酸软，须发早白，内热消渴。

【用法】煎服，9～15g。

枸杞子

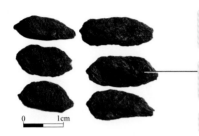

❶ 呈类纺锤形或椭圆形，表面红色或暗红色。

❷ 果皮柔韧，皱缩；果肉肉质，柔润。

❸ 气微，味甜。

【来源】茄科植物宁夏枸杞的干燥成熟果实。

【效用】甘，平。归肝、肾经。滋补肝肾，益精明目。用于肝肾阴虚，精血不足，腰膝酸痛，眩晕耳鸣，阳痿遗精，内热消渴，血虚萎黄，目昏不明。

【用法】煎服，6～12g。

墨旱莲

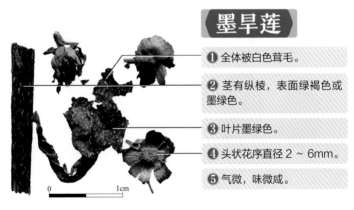

❶ 全体被白色茸毛。

❷ 茎有纵棱，表面绿褐色或墨绿色。

❸ 叶片墨绿色。

❹ 头状花序直径2～6mm。

❺ 气微，味微咸。

【来源】菊科植物鳢肠的干燥地上部分。

【效用】甘、酸，寒。归肾、肝经。滋补肝肾，凉血止血。用于肝肾阴虚，牙齿松动，须发早白，眩晕耳鸣，腰膝酸软；阴虚血热吐血、衄血、尿血，血痢，崩漏下血，外伤出血。

【用法】煎服，6～12g。

女贞子

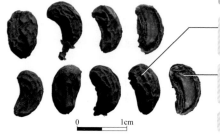

❶ 表面黑紫色或灰黑色，皱缩不平。

❷ 外果皮薄，中果皮较松软，易剥离，内果皮木质。

❸ 气微，味甘、微苦涩。

0　　　1cm

【来源】木犀科植物女贞的干燥成熟果实。

【效用】甘、苦，凉。归肝、肾经。滋补肝肾，明目乌发。用于肝肾阴虚，眩晕耳鸣，腰膝酸软，须发早白，目暗不明，内热消渴，骨蒸潮热。

【用法】煎服，6 ～ 12g。

桑椹

❶ 为聚花果，由多数小瘦果聚合而成。

❷ 黄棕色、棕红色至暗紫色。

❸ 有短果序梗。

❹ 气微，味微酸而甜。

0　　　1cm

【来源】桑科植物桑的干燥果穗。

【效用】甘、酸，寒。归心、肝、肾经。滋阴补血，生津润燥。用于肝肾阴虚，眩晕耳鸣，心悸失眠，须发早白；津伤口渴，内热消渴，肠燥便秘。

【用法】煎服，9 ～ 15g。

黑芝麻

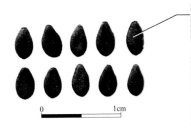

❶ 呈扁卵圆形。表面黑色，平滑或有网状皱纹。

❷ 种皮薄，子叶2，白色，富油性。

❸ 气微，味甘，有油香气。

【来源】脂麻科植物脂麻的干燥成熟种子。

【效用】甘，平。归肝、肾、大肠经。补肝肾，益精血，润肠燥。用于精血亏虚，头晕眼花，耳鸣耳聋，须发早白，病后脱发；肠燥便秘。

【用法】煎服，9～15g。

龟甲

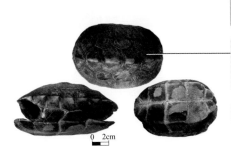

❶ 背甲与腹甲由甲桥相连，或分离。背甲及腹甲均由多数盾片组成。质坚硬。

❷ 气微腥，味微咸。

【来源】龟科动物乌龟的背甲及腹甲。

【效用】咸、甘，微寒。归肝、肾、心经。滋阴潜阳，益肾强骨，养血补心，固经止崩。用于阴虚潮热、骨蒸盗汗，头晕目眩，虚风内动；肾虚筋骨痿软，囟门不合；阴虚亏虚，惊悸、失眠，健忘；阴虚血热，崩漏经多。

【用法】煎服，9～24g，先煎。

龟甲胶

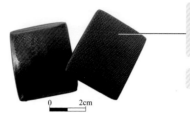

❶ 呈长方形或方形的扁块。深褐色，质硬而脆，断面光亮，对光照视时呈半透明状。

❷ 气微腥，味淡。

0 2cm

【来源】龟甲经水煎煮、浓缩制成的固体胶。

【效用】咸、甘，凉。归肝、肾、心经。滋阴，养血，止血。用于阴虚潮热，骨蒸盗汗，腰膝酸软，血虚萎黄，崩漏带下。

【用法】3～9g，烊化兑服。

鳖甲

❶ 内表面类白色，中部有突起的脊椎骨，颈骨向内卷曲，两侧各有肋骨8条，伸出边缘。

❷ 质坚硬。气微腥，味淡。

【来源】鳖科动物鳖的背甲。

【效用】咸，微寒。归肝、肾经。滋阴潜阳，退热除蒸，软坚散结。用于阴虚发热，骨蒸劳热，阴虚阳亢、头晕目眩，虚风内动、手足瘛疭；经闭，癥瘕，久疟疟母。

【用法】煎服，9～24g，先煎。

十八、收涩药

（一）固表止汗药

麻黄根

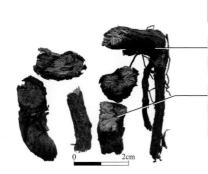

❶ 外皮粗糙，红棕色或灰棕色，易成片状剥落。

❷ 切断面皮部黄白色，木部淡黄色或黄色，射线放射状，中心有髓。

【来源】麻黄科植物草麻黄或中麻黄的干燥根和根茎。

【效用】甘、涩，平。归心、肺经。固表止汗。用于自汗，盗汗。

【用法】煎服，3～9g。外用适量，研粉撒扑。

糯稻根

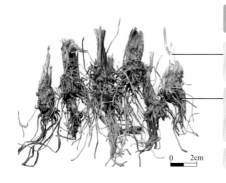

❶ 上部为多数分离的残茎，圆柱形，中空。

❷ 须根多数簇生，细长弯曲，表面黄白色至黄棕色，直径约1mm。

❸ 体轻，质软。

【来源】禾本科植物糯稻的干燥根茎及根。

【效用】甘，平。归肺、胃、肾经。固表止汗，益胃生津，退虚热。用于自汗，盗汗；虚热不退，骨蒸潮热。

【用法】煎服，30～60g。

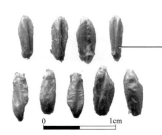

浮小麦

即不饱满的小麦粒，可浮于水面。

【来源】禾本科植物小麦的干燥轻浮瘪瘦的颖果。

【效用】甘，凉。归心经。固表止汗，益气，除热。用于自汗，盗汗；阴虚发热，骨蒸劳热。

【用法】煎服，6～12g。

（二）敛肺涩肠药

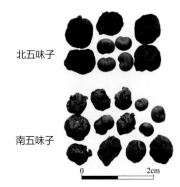

五味子

北五味子

南五味子

❶ 北五味子表面红色、紫红色或暗红色，皱缩，显油润；有的表面呈黑红色或出现"白霜"。

❷ 南五味子表面棕红色至暗棕色，干瘪皱缩，果肉紧贴于种子之上。

【来源】木兰科植物五味子或华中五味子的干燥成熟果实。前者习称"北五味子"，后者习称"南五味子"。

【效用】酸、甘，温。归肺、心、肾经。收敛固涩，益气生津，补肾宁心。用于久嗽虚喘；梦遗滑精，遗尿尿频；久泻不止；自汗，盗汗；津伤口渴，内热消渴；心悸失眠。

【用法】煎服，2～6g。

乌梅

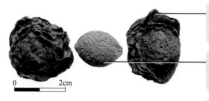

❶ 表面乌黑色或棕黑色，皱缩不平，基部有圆形果梗痕。

❷ 果核坚硬，椭圆形，棕黄色，表面有凹点。

❸ 果肉气微，味极酸。

【来源】蔷薇科植物梅的干燥近成熟果实。

【效用】酸、涩，平。归肝、脾、肺、大肠经。敛肺，涩肠，生津，安蛔。用于肺虚久咳；久泻久痢；虚热消渴；蛔厥呕吐腹痛。

【用法】煎服，6～12g。

五倍子

❶ 表面平滑，灰褐色或淡棕色，有的有角状凸起。

❷ 质硬而脆，易破碎，断面角质样，有光泽。

❸ 气特异，味涩。

【来源】漆树科植物盐肤木、青麸杨或红麸杨叶上的虫瘿。

【效用】酸、涩，寒。归肺、大肠、肾经。敛肺降火，涩肠止泻，敛汗，固精止遗，止血，收湿敛疮。用于肺虚久咳，肺热痰嗽；久泻久痢；自汗，盗汗；遗精，滑精；崩漏，便血痔血，外伤出血；痈肿疮毒，皮肤湿烂。

【用法】煎服，3～6g。外用适量。

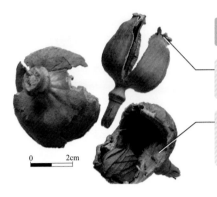

罂粟壳

❶ 顶端有 6 ~ 14 条放射状排列呈圆盘状的残留柱头。

❷ 内表面有纵向排列的假隔膜，棕黄色，上面密布略突起的棕褐色小点。

【来源】罂粟科植物罂粟的干燥成熟果壳。

【效用】酸、涩，平；有毒。归肺、大肠、肾经。敛肺，涩肠，止痛。用于肺虚久咳；久泻久痢，脱肛；脘腹疼痛，筋骨疼痛。

【用法】煎服，3 ~ 6g。

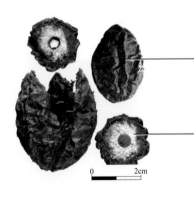

诃子

❶ 表面黄棕色或暗棕色，略具光泽，有 5 ~ 6 条纵棱线及不规则的皱纹，基部有圆形果梗痕。

❷ 果肉黄棕色或黄褐色，果核浅黄色，内有种子 1 粒。

❸ 气微，味酸涩后甜。

【来源】使君子科植物诃子或绒毛诃子的干燥成熟果实。

【效用】苦、酸、涩，平。归肺、大肠经。涩肠止泻，敛肺止咳，降火利咽。用于久泻久痢，便血脱肛；肺虚咳喘，久嗽不止，咽痛音哑。

【用法】煎服，3 ~ 10g。

石榴皮

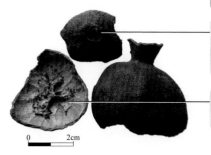

❶ 呈不规则的片状或瓢状，有的有突起的筒状宿萼及粗短果梗或果梗痕。

❷ 内表面黄色或红棕色，有隆起呈网状的果蒂残痕。

0   2cm

【来源】石榴科植物石榴的干燥果皮。

【效用】酸、涩，温。归大肠经。涩肠止泻，止血，驱虫。用于久泻，久痢，脱肛；便血，崩漏，带下；虫积腹痛。

【用法】煎服，3～9g。

肉豆蔻

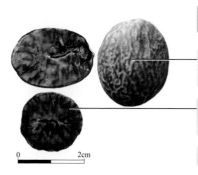

❶ 全体有浅色纵沟纹及不规则网状沟纹。

❷ 质坚，断面显棕黄色相杂的大理石花纹。

❸ 气香浓烈，味辛。

0   2cm

【来源】肉豆蔻科植物肉豆蔻的干燥种仁。

【效用】辛，温。归脾、胃、大肠经。温中行气，涩肠止泻。用于脾胃虚寒，久泻不止；胃寒气滞，脘腹胀痛，食少呕吐。

【用法】煎服，3～10g。

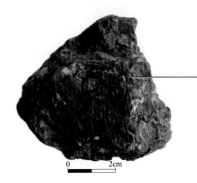

赤石脂

❶ 呈不规则的块状。

❷ 质软，易碎，手摸有滑腻感；断面有的具蜡样光泽。

❸ 吸水性强。

❹ 具黏土气，味淡，嚼之无沙粒感。

0   2cm

【来源】硅酸盐类矿物多水高岭石族多水高岭石，主含四水硅酸铝 $[Al_4(Si_4O_{10})(OH)_8 \cdot 4H_2O]$。

【效用】甘、酸、涩，温。归大肠、胃经。涩肠止泻，收敛止血，生肌敛疮。用于久泻久痢；大便出血，崩漏带下；疮疡久溃不敛，湿疮脓水浸淫。

【用法】煎服，9～12g，先煎。外用适量，研末敷患处。

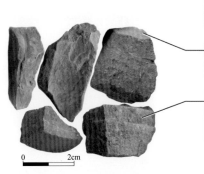

禹余粮

❶ 表面多凹凸不平或附有黄色粉末。

❷ 断面多显深棕色与淡棕色或浅黄色相间的层纹，各层硬度不同，质松部分指甲可划动。

0   2cm

【来源】氢氧化物类矿物褐铁矿，主含碱式氧化铁 $[FeO(OH)]$。

【效用】甘、涩，微寒。归胃、大肠经。涩肠止泻，收敛止血。用于久泻，久痢；便血，崩漏；带下清稀。

【用法】煎服，9～15g，先煎；或入丸散。

（三）固精缩尿止带药

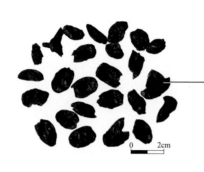

山茱萸

❶ 呈不规则的片状或囊状。

❷ 表面紫红色至紫黑色，皱缩，有光泽。

❸ 质柔软。

❹ 气微，味酸、涩、微苦。

【来源】山茱萸科植物山茱萸的干燥成熟果肉。

【效用】酸、涩，微温。归肝、肾经。补益肝肾，收涩固脱。用于肝肾亏虚，眩晕耳鸣，腰膝酸痛，阳痿；遗精滑精，遗尿尿频；月经过多，崩漏带下；大汗虚脱；内热消渴。

【用法】煎服，6～12g，急救固脱可用至 20～30g。

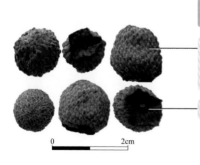

覆盆子

❶ 多数小核果聚合而成。小果易剥落，每个小果呈半月形，背面密被灰白色茸毛。

❷ 宿萼棕褐色，下有果梗痕。

【来源】蔷薇科植物华东覆盆子的干燥果实。

【效用】甘、酸，温。归肝、肾、膀胱经。益肾固精缩尿，养肝明目。用于肾虚不固，遗精滑精，遗尿尿频，阳痿早泄；肝肾不足，目暗昏花。

【用法】煎服，6～12g。

247

桑螵蛸

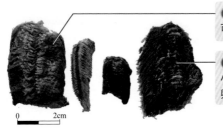

❶ 体轻，质松而韧，横断面可见外层为海绵状。

❷ 内层为许多放射状排列的小室，室内各有一细小椭圆形卵，深棕色，有光泽。

0　2cm

【来源】螳螂科昆虫大刀螂、小刀螂或巨斧螳螂的干燥卵鞘。

【效用】甘、咸，平。归肝、肾经。固精缩尿，补肾助阳。用于肾虚不固，遗精滑精，遗尿尿频，小便白浊；肾虚阳痿。

【用法】煎服，5～10g。

海螵蛸

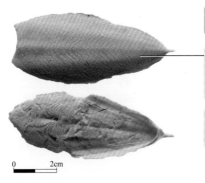

❶ 背面有磁白色脊状隆起；腹面白色，自尾端到中部有细密波状横层纹。

❷ 体轻，质松，易折断，断面粉质，显疏松层纹。

0　2cm

【来源】乌贼科动物无针乌贼或金乌贼的干燥内壳。

【效用】咸、涩，温。归脾、肾经。收敛止血，涩精止带，制酸止痛，收湿敛疮。用于吐血衄血，崩漏便血，外伤出血；遗精滑精，赤白带下；胃痛吞酸；湿疹湿疮，溃疡不敛。

【用法】煎服，5～10g。外用适量，研末敷患处。

金樱子

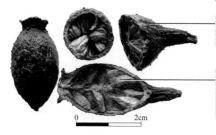

❶ 呈倒卵形，表面有突起的棕色小点。

❷ 切开后，花托壁厚1～2mm，内有多数坚硬的小瘦果，内壁及瘦果均有淡黄色绒毛。

【来源】蔷薇科植物金樱子的干燥成熟果实。

【效用】酸、甘、涩，平。归肾、膀胱、大肠经。固精缩尿，固崩止带，涩肠止泻。用于遗精滑精，遗尿尿频，崩漏带下；久泻，久痢。

【用法】煎服，6～12g。

莲子

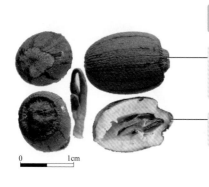

❶ 一端中心呈乳头状突起，深棕色，多有裂口，其周边略下陷。

❷ 质硬，种皮薄，不易剥离。种仁2，具绿色莲子心。

【来源】睡莲科植物莲的干燥成熟种子。

【效用】甘、涩，平。归脾、肾、心经。补脾止泻，止带，益肾涩精，养心安神。用于脾虚泄泻；带下；肾虚遗精滑精，遗尿尿频；虚烦，心悸，失眠。

【用法】煎服，6～15g。

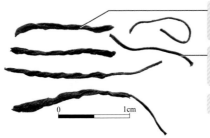

莲须

❶ 花药扭转，纵裂，淡黄色或棕黄色。

❷ 花丝纤细，稍弯曲，长1.5～1.8cm；淡紫色。

❸ 气微香，味涩。

【来源】睡莲科植物莲的干燥雄蕊。

【效用】甘、涩，平。归心、肾经。固肾涩精。用于遗精滑精，带下，尿频。

【用法】煎服，3～5g。

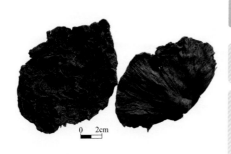

莲房

❶ 呈倒圆锥状或漏斗状，多撕裂。

❷ 表面具细纵纹和皱纹，顶面有多数圆形孔穴，基部有花梗残基。质疏松，破碎面海绵样。

【来源】睡莲科植物莲的干燥花托。

【效用】苦、涩，温。归肝经。化瘀止血。用于崩漏，尿血，痔疮出血，产后瘀阻，恶露不尽。

【用法】煎服，5～10g。

莲子心

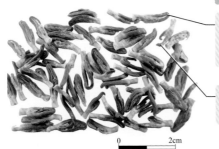

❶ 幼叶绿色一长一短，卷成箭形，先端向下反折，两幼叶间可见细小胚芽。

❷ 胚根圆柱形，质脆，易折断，断面有数个小孔。

0　　　　2cm

【来源】睡莲科植物莲的成熟种子中的干燥幼叶及胚根。

【效用】苦，寒。归心、肾经。清心安神，交通心肾，涩精止血。用于热入心包，神昏谵语，心肾不交，失眠遗精，血热吐血。

【用法】煎服，2～5g。

荷叶

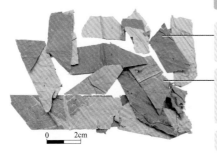

❶ 上表面深绿色或黄绿色，较粗糙。

❷ 下表面淡灰棕色，较光滑，有粗脉自中心向四周射出；中心有突起的叶柄残基。

❸ 稍有清香气，味微苦。

0　　2cm

【来源】睡莲科植物莲的干燥叶。

【效用】苦，平。归肝、脾、胃经。清暑化湿，升发清阳，凉血止血。用于暑热烦渴，暑湿泄泻，脾虚泄泻，血热吐衄，便血崩漏。

【用法】煎服，3～10g。荷叶炭收湿化瘀止血，用于出血症和产后血晕，煎服，3～6g。

石莲子

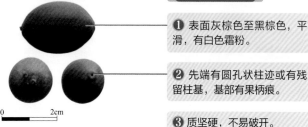

❶ 表面灰棕色至黑棕色，平滑，有白色霜粉。

❷ 先端有圆孔状柱迹或有残留柱基，基部有果柄痕。

❸ 质坚硬，不易破开。

0   2cm

【来源】睡莲科植物莲老熟的果实。

【效用】甘、涩、苦，寒。归脾、胃、心经。清湿热，开胃进食，清心安神，涩精止遗。用于噤口痢，呕吐不食，心烦失眠，遗精，尿浊，带下。

【用法】煎服，9 ～ 12g。

芡实

❶ 表面有棕红色内种皮，一端黄白色，约占全体 1/3，有凹点状的种脐痕，除去内种皮显白色。

❷ 质较硬，断面白色，粉性。

0   2cm

【来源】睡莲科植物芡的干燥成熟种仁。

【效用】甘、涩，平。归脾、肾经。益肾固精，补脾止泻，除湿止带。用于肾虚遗精滑精，遗尿尿频；脾虚久泻；白浊，带下。

【用法】煎服，9 ～ 15g。

刺猬皮

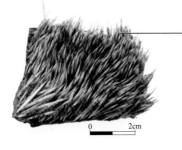

❶ 外表面密生错综交叉的针状硬刺。

❷ 具特殊的腥臭味。

【来源】刺猬科动物刺猬的干燥外皮。

【效用】苦、涩，平。归肾、胃、大肠经。固精缩尿，收敛止血，化瘀止痛。用于遗精滑精，遗尿尿频；便血，痔血；胃痛，呕吐。

【用法】煎服，3～10g；研末服1.5～3g。

椿皮

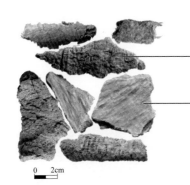

❶ 外表面灰黄色或黄褐色，粗糙。

❷ 内表面淡黄色，较平坦，密布梭形小孔或小点。

❸ 质硬而脆，外层颗粒性，内层纤维性。

【来源】苦木科植物臭椿的干燥根皮或干皮。

【效用】苦、涩，寒。归大肠、胃、肝经。清热燥湿，收敛止带，止泻，止血。用于赤白带下，久泻久痢，湿热泻痢；崩漏经多，便血痔血。

【用法】煎服，6～9g；外用适量。

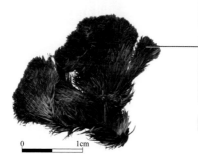

鸡冠花

❶ 为穗状花序，多扁平而肥厚，呈鸡冠状。中部以下密生多数小花，每花宿存的苞片和花被片呈膜质。

❷ 种子黑色，有光泽。

0   1cm

【来源】苋科植物鸡冠花的干燥花序。

【效用】甘、涩，凉。归肝、大肠经。收敛止血，止带，止痢。用于吐血，崩漏，便血，痔血；赤白带下；久痢不止，赤白下痢。

【用法】煎服，6 ～ 12g。

易混淆药物鉴别

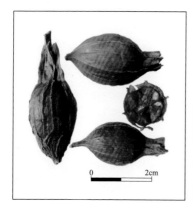

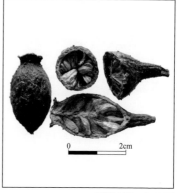

0   2cm

0   2cm

见第 022、249 页

十九、涌吐药

常山

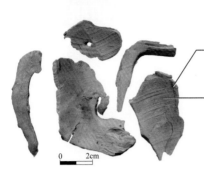

❶ 外皮易剥落，露出淡黄色木部。

❷ 切断面黄白色，射线类白色，呈放射状。

❸ 气微，味苦。

【来源】虎耳草科植物常山的干燥根。

【效用】苦、辛，寒；有毒。归肺、肝、心经。涌吐痰涎，截疟。用于痰饮停聚，胸膈痞塞；疟疾。

【用法】煎服，5～9g。

甜瓜蒂

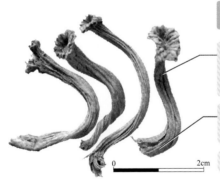

❶ 果柄细圆柱形，常扭曲，一端略膨大。外表面灰黄色，有纵沟纹。

❷ 质轻而韧，不易折断，断面纤维性，中空。

❸ 气微，味苦。

【来源】葫芦科植物甜瓜的干燥果柄。

【效用】苦，寒；有毒。归胃、胆经。涌吐痰食，祛湿退黄。用于风痰、宿食停滞，食物中毒；湿热黄疸。

【用法】煎服，2.5～5g；入丸散服，每次0.3～1g。

胆矾

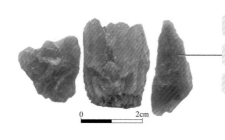

❶ 呈不规则块状，大小不一。

❷ 蓝色，半透明，有光泽。

❸ 质脆，易碎。气无，味涩。

【来源】三斜晶系胆矾的矿石，主含含水硫酸铜（$CuSO_4 \cdot 5H_2O$）。

【效用】酸、辛，寒；有毒。归肝、胆经。涌吐痰涎，解毒收湿，祛腐蚀疮。用于风痰壅塞，喉痹，癫痫，误食中毒；风眼赤烂，口疮，牙疳；胬肉，疮疡不溃。

【用法】温水化服，0.3～0.6g。

藜芦

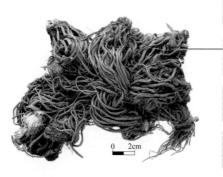

❶ 根茎圆柱形或圆锥形，下部着生 10～30 条细根。

❷ 质脆，易折断，断面白色，粉性。

❸ 气微，味辛，极苦，粉末有强烈的催嚏性。

【来源】百合科植物黑藜芦的干燥根茎。

【效用】苦、辛，寒；有毒。归肺、肝、胃经。涌吐风痰，杀虫。用于中风、癫痫、喉痹、误食中毒；疥癣，白秃，头虱，体虱。

【用法】内服 0.3～0.6g，入丸散，温水送服以催吐；外用适量，研末，油调涂。

二十、攻毒杀虫止痒药

雄黄

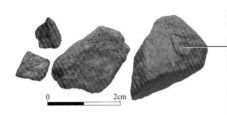

❶ 呈不规则块状。

❷ 深红色或橙红色，粉末淡橘红色，有光泽。

❸ 质脆，易碎。

❹ 微有特异臭气，有毒，勿尝。

【来源】硫化物类矿物雄黄族雄黄，主含二硫化二砷（As_2S_2）。

【效用】辛，温；有毒。归肝、大肠经。解毒杀虫，燥湿祛痰，截疟。用于痈肿疔疮，湿疹疥癣，蛇虫咬伤；虫积腹痛，惊痫，疟疾。

【用法】0.05 ～ 0.1g，入丸散用。外用适量，熏涂患处。

硫黄

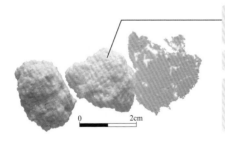

❶ 表面呈脂肪光泽，常有多数小孔。

❷ 有特异的臭气，味淡。

❸ 燃烧时易熔融，火焰为蓝色，并有二氧化硫的刺激性臭气。

【来源】自然元素类矿物硫族自然硫。

【效用】酸，温；有毒。归肾、大肠经。外用解毒疗疮、杀虫止痒；内服补火助阳通便。用于疥癣，秃疮，湿疹，阴疽恶疮；阳痿足冷，虚喘冷哮，虚寒便秘。

【用法】外用适量，研末油调涂敷患处。内服 1.5 ～ 3g，炮制后入丸散服。

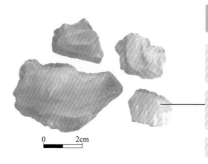

白矾

❶ 无色或淡黄白色，透明或半透明。

❷ 表面略平滑或凹凸不平，具细密纵棱，有玻璃样光泽。

❸ 气微，味酸、微甘而极涩。

【来源】硫酸盐类矿物明矾石经加工提炼制成。主含含水硫酸铝钾 $[KAl(SO_4)_2 \cdot 12H_2O]$。

【效用】酸、涩，寒。归肺、脾、肝、大肠经。外用解毒杀虫，燥湿止痒；内服止血止泻，祛除风痰。用于湿疹，疥癣，脱肛，痔疮，疮疡，聤耳流脓；便血，衄血，崩漏，久泻久痢；癫痫发狂。

【用法】内服，0.6～1.5g，入丸散剂。外用适量，研末敷或化水洗患处。

皂矾（绿矾）

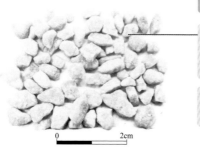

❶ 不规则碎块。浅绿色或黄绿色，半透明，具光泽，表面不平坦。

❷ 质硬脆，断面具玻璃样光泽。有铁锈气，味先涩后微甜。

【来源】硫酸盐类矿物水绿矾的矿石。主含含水硫酸亚铁（$FeSO_4 \cdot 7H_2O$）。

【效用】酸，凉。归肝、脾经。解毒燥湿，杀虫补血。用于黄肿胀满，疳积久痢，肠风便血，血虚萎黄，湿疮疥癣，喉痹口疮。

【用法】煎服，0.8～1.6g；外用适量。孕妇慎用。

蛇床子

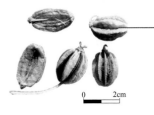

❶ 分果的背面有薄而突起的纵棱5条，接合面平坦，有2条棕色略突起的纵棱线。

❷ 果皮松脆，揉搓易脱落。

0　　　2cm

【来源】伞形科植物蛇床子的干燥成熟果实。

【效用】辛、苦，温；有小毒。归肾经。燥湿祛风，杀虫止痒，温肾壮阳。用于阴痒，疥癣，湿疹瘙痒；寒湿带下，湿痹腰痛；肾虚阳痿，宫冷不孕。

【用法】煎服，3～10g。外用适量，多煎汤熏洗，或研末调敷。

土荆皮

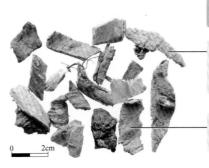

❶ 外表面有皱纹和灰白色横向皮孔样突起，粗皮常呈鳞片状剥落，剥落处红棕色。

❷ 质韧，折断面呈裂片状，可层层剥离。

0　　　2cm

【来源】松科植物金钱松的干燥根皮或近根树皮。

【效用】辛，温；有毒。归肺、脾经。杀虫，疗癣，止痒。用于体癣，手足癣，头癣；疥疮，湿疹，皮炎，皮肤瘙痒。

【用法】外用适量，醋或酒浸涂擦，或研末调涂患处。

259

木槿皮

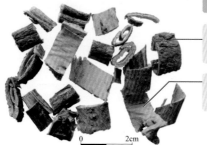

❶ 外表面青灰白色或灰褐色，有弯曲的纵皱纹点状小突起。

❷ 内表面淡黄白色，光滑，有细纵纹。质韧，断面强纤维性。

0　　　2cm

【来源】锦葵科植物木槿的干燥茎皮或根皮。

【效用】甘，苦，微寒。归大肠、肝、脾经。清热利湿，杀虫止痒。用于湿热泻痢，肠风下血，脱肛，痔疮，赤白带下，阴道滴虫病，皮肤疥癣，阴囊湿疹。

【用法】外用适量，酒浸涂搽或煎水熏洗；煎服，3～9g。

蜂房

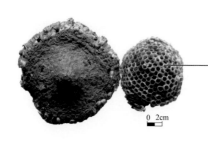

❶ 呈圆盘状或不规则的扁块状。

❷ 腹面有多数整齐的六角形房孔，背面有1个或数个黑色短柄。

❸ 体轻，质韧，略有弹性。

0　2cm

【来源】胡蜂科昆虫果马蜂、日本长脚胡蜂或异腹胡蜂的巢。

【效用】甘，平。归胃经。攻毒杀虫，祛风止痛。用于疮疡肿毒，乳痈，瘰疬，癌肿；皮肤顽癣，鹅掌风，牙痛，风湿痹痛。

【用法】煎服，3～5g。外用适量，研末油调敷患处，或煎水漱口，或洗患处。

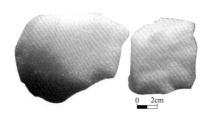

樟脑

❶ 具特异芳香，味初辛辣而后清凉。

❷ 在常温中易挥发，火试能发生有烟的红色火焰而燃烧。

【来源】樟科植物樟的干枝、叶及根部经加工提取制得的结晶。

【效用】辛，热；有毒。归心、脾经。除湿杀虫，温散止痛，开窍辟秽。用于疥癣瘙痒，湿疮溃烂；跌打伤痛，牙痛；痧胀腹痛，吐泻神昏。

【用法】外用适量，研末撒布或调敷。内服 0.1 ～ 0.2g，入散剂或酒溶化服。

蟾酥

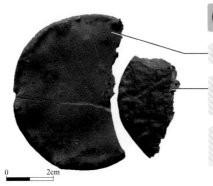

❶ 呈扁圆形团块状或片状。

❷ 断面棕褐色，角质状，微有光泽。

❸ 气微腥，味初甜而后有持久的麻辣感，粉末嗅之作嚏。

【来源】蟾蜍科动物中华大蟾蜍或黑眶蟾蜍的干燥分泌物。

【效用】辛，温；有毒。归心经。解毒，止痛，开窍醒神。用于痈疽疔疮，瘰疬，咽喉肿痛，牙痛；中暑神昏，痧胀腹痛吐泻。

【用法】内服，0.015 ～ 0.03g，多入丸散用。外用适量。

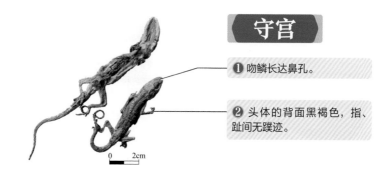

守宫

❶ 吻鳞长达鼻孔。

❷ 头体的背面黑褐色，指、趾间无蹼迹。

0　　2cm

【来源】壁虎科动物无蹼壁虎或其他几种壁虎的干燥全体。

【效用】咸、寒，有小毒。归肝、心经。祛风定惊，散结止痛。适用于风湿痹痛，中风瘫痪，破伤风，惊痫，瘰疬，痈疮，癌肿。

【用法】煎服，2～5g；研末吞服，每次1～1.5g。外用适量，研末调敷。

大蒜

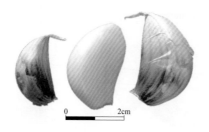

0　　2cm

【来源】百合科植物大蒜的鳞茎。

【效用】辛，温。归脾、胃、肺经。解毒消肿，杀虫，止痢。用于痈肿疮疡，疥癣；肺痨，顿咳，痢疾，泄泻；蛲虫病，钩虫病。

【用法】煎服，9～15g。

二十一、拔毒化腐生肌药

轻粉

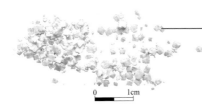

❶ 白色有光泽的鳞片状或雪花状结晶，或结晶性粉末。

❷ 遇光颜色缓缓变暗。气微。

【来源】水银、白矾、食盐等经升华法炼制而成的氯化亚汞（Hg_2Cl_2）。

【效用】辛，寒；有毒。归大肠、小肠经。外用杀虫，攻毒，敛疮；内服祛痰消积，逐水通便。用于疥疮，顽癣，臁疮，梅毒，疮疡，湿疹；痰涎积滞，水肿臌胀，二便不利。

【用法】外用适量，研末掺敷患处。内服每次 0.1～0.2g，每日 1～2 次，多入丸剂或装胶囊服，服后及时漱口，以免口腔糜烂。

砒石

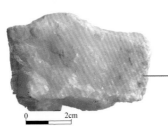

❶ 淡红色、淡黄色或红、黄相间者为红砒；无色或白色者为白砒。

❷ 具玻璃样光泽或绢丝样光泽或无光泽。

❸ 有蒜样臭气。

【来源】矿物砷华的矿石，或由毒砂（硫砷铁矿）、雄黄等含砷矿物的加工品，也称信石。

【效用】辛，大热；有大毒。归肺、脾、肝经。外用攻毒杀虫，蚀疮去腐；内服劫痰平喘，攻毒抑癌。用于恶疮，瘰疬，顽癣，牙疳，痔疮；寒痰哮喘；癌肿。

【用法】外用适量，研末撒敷，宜作复方散剂或入膏药、药捻用。内服宜入丸、散，每次 0.002～0.004g。

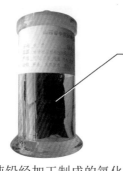

铅丹

❶ 为橙红色或橙黄色粉末。

❷ 体重，质细腻，易吸湿结块，手触之染指。

❸ 气无，有大毒；不能口尝。

【来源】纯铅经加工制成的氧化物，也称红丹。主要含四氧化三铅（Pb_3O_4）。

【效用】辛、咸，寒；有毒。归心、脾、肝经。外用拔毒生肌，杀虫止痒；内服坠痰镇惊。用于疮疡溃烂，湿疹瘙痒，疥癣；惊痫癫狂，心神不宁。

【用法】外用适量，研末撒布或熬膏贴敷。内服多入丸、散，0.3～0.6g。

密陀僧

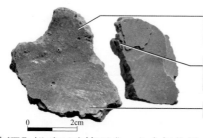

❶ 金黄色或淡灰黄色，带有绿色调，条痕淡黄色。

❷ 可砸碎，断面不平坦，层纹明显，可层层剥离。

❸ 具银星样光泽。

0 　　2cm

【来源】铅矿石冶炼而成，主含氧化铅（PbO）。

【效用】咸、辛，平；有毒。归肝、脾经。外用杀虫收敛，内服祛痰镇惊。外用治疗痔疮，湿疹湿疮，溃疡不敛，疥癣，狐臭；内服用于风痰惊痫。

【用法】外用适量，研末撒或调涂，或制成膏药、软膏、油剂等外用；内服，入丸、散，0.2～0.5g。

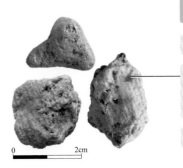

炉甘石

❶ 为不规则的块状。

❷ 灰白色或淡红色，表面粉性，无光泽，凹凸不平，多孔，似蜂窝状，体轻，易碎。

❸ 气微，味微涩。

0 _____ 2cm

【来源】碳酸盐类矿物方解石族菱锌矿，主含碳酸锌（$ZnCO_3$）。

【效用】甘，平。归肝、脾经。解毒明目退翳，收湿止痒敛疮。用于目赤肿痛，睑弦赤烂，翳膜遮睛，胬肉攀睛；溃疡不敛，脓水淋漓，湿疮瘙痒。

【用法】外用适量。

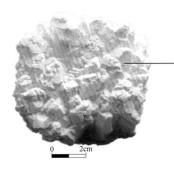

硼砂

❶ 为无色半透明的结晶或白色结晶性粉末；有风化性。

❷ 在水中溶解，在乙醇中不溶。

0 _____ 2cm

【来源】天然矿物硼砂经精制而成的结晶，主含含水四硼酸钠（$Na_2B_4O_7 \cdot 10H_2O$）。

【效用】甘、咸，凉。归肺、胃经。外用清热解毒，内服清肺化痰。用于咽喉肿痛，口舌生疮，目赤翳障；痰热咳嗽。

【用法】外用适量，研极细末干撒或调敷患处；或化水含漱。内服多入丸、散，1.5～3g。

索引

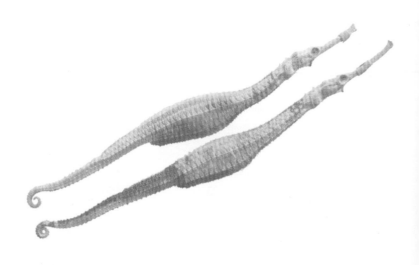